闇に魅入られた科学者たち

人体実験は何を生んだのか

NHK「フランケンシュタインの誘惑」制作班

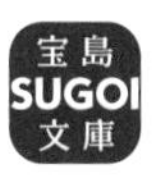

宝島社

闇に魅入られた科学者たち
人体実験は何を生んだのか【目次】

闇に魅入られた科学者たち　人体実験は何を生んだのか

まえがき

科学は、人間に夢を見せる一方で、ときに残酷な結果を突きつける。

理想の人間を作ろうとした若者フランケンシュタインが、恐ろしい怪物を生み出してしまったように……。


二〇一八年は、メアリー・シェリーが著したゴシック小説の傑作『フランケンシュタイン』が出版されてちょうど二〇〇年目に当たる。しかしこの小説は、後年に映画化されて大ヒットした影響が余りに大きいこともあって、少々影が薄くなってしまっているかもしれない。フランケンシュタインと言えば継ぎはぎだらけの醜い怪物のことだと信じている人も多いだろう。実際は、怪物を作り出した人物の名前である。

科学の魅力に取り憑かれた学生ヴィクター・フランケンシュタインは、生命とは何か、発生と生命の謎を解き明かそうと研究を重ねて、ついに秘密を探り当てる。そして、その成果をもとに新たな生命の創造に没頭する。二年近い試行錯誤の果てに彼がようやく誕生させた新しい生命。しかしそれは醜悪きわまりない怪物だった。フランケンシュタインは自ら犯した罪の大きさにおののき動転し、逃げ出してしまう。

「フランケンシュタインの誘惑」という番組を構想したのは、ちょうどSTAP細胞が存在するか否かを巡って日本中が騒然となっていた頃だった。この半世紀を振り返ってみれば、「科学」の話題はいつも我々の身近にあった。アポロ11号の月面着陸、体外受精で生まれた「試験官ベビー」ルイーズ・ブラウン、クローン羊のドリー、パーソナルコンピューター、磁気浮上式リニアモーターカーなどに利用される超伝導技術、遺伝子組み換え、小惑星イトカワの地表面のサンプル採取に成功した探査機「はやぶさ」、今もっとも注目度の高いテーマの一つである人工知能と、枚挙に暇(いとま)がない。

そして、はたと気づく。今日、我々は科学の恩恵なしには一日も生きていけない。その一方で科学が巻き起こす災禍もまた、ますます大きくなっていると。福島第一原発の事故や、紛争地での化学兵器使用の例を引くまでもない。

科学とはいったい何か？　科学者とはいったいどんな人間なのか？　加速度的に進む科学技術と、我々はどう向き合ってゆけば良いのか？　考える手がかりとして求めたのが、科学史の輝かしい成果の陰に隠れ、歴史の闇に埋もれたさまざまな事件だった。現在から見れば異端とされたり傍流として消えていったりしたものにこそ、「科学」の正体を探るヒントがあるのではないか。そして、フランケンシュタインのような手痛い〝失敗〟から学ぶことができるはずだと考えた。

番組ではこれまで、毒ガスやロケット兵器、原子爆弾、ナパーム弾など科学技術の負の側面が露わとなったケースや、人工知能や金融工学、個人認証技術、脳科学、生命科学といった現在最も進展著しい分野で起きた悲劇、核物理や宇宙物理学といった学問の世界で起きた驚愕(きょうがく)の事件を扱ってきた。

科学番組と言えば難解な理論や最新の研究をわかりやすく伝えるものが多いなか、「闇」に焦点を当てるというもの珍しさもあって、非常に熱心なファンに支えられてきた。ブログで毎回の内容を詳細に紹介してくれる方もいれば、Ａ４サイズの用紙にびっしりと感想を書いてファックスで送ってくれる九〇歳の女性もいらっしゃる。理科の授業に使っている中学校の先生もいる。番組が扱うケースはいずれも目を背けたくなるようなものばかりだが、重いテーマをしっかりと受け止め、自分で考えてくださっていることが伝わってくる。番組制作に携わる者にとって、いちばんの喜びだ。

そんなファンの方々から、これまで何度も書籍やブルーレイディスクにならないのかと問い合わせをいただいたが、このたびようやく一冊を世に出せることになった。

今回の書籍化にあたっては、科学の進展の陰で恐ろしい闇が人々を翻弄する場合があることを端的に示す例として、人体実験に関係するテーマに絞って収載した。

番組制作者としての我々の願いは、過去の事件の検証にとどまらず、同時にそれが現代の科学とどのように関わっているのかを浮き彫りにし、「いま」の問題として考えるきっかけとしてもらうことにある。そのため毎回、現役の科学者や第一線の研究者に出演を依頼し、その考えを語っていただいている。本書でもそれを踏襲し、海外の識者や日本の科学者たちのコメントを交えて構成した。番組では時間的制約で割愛せざるを得なかったインタビューや取材資料も改めて見直し、内容に盛り込んだ。放送後に新しい動きのあったものについては、可能な限り最新情報を反映させた。

巻末には本書で取り扱っている事件に関連した年表を加え、本文中にも登場する池内了さんが論考を書き下ろしてくださった。歯ごたえのある一冊になったと信じている。

最後に、再び小説『フランケンシュタイン』について触れておく。ほとんど知られていないが、この小説の正式なタイトルは『フランケンシュタイン、あるいは現代のプロメテウス』という。ギリシャ神話に登場する男神プロメテウスは人間に火を与えたことでゼウスの怒りを買い、岩山に縛られてハゲワシに内臓を食われる罰を受けた。現代のプロメテウスであるフランケンシュタインは、生命創造の結果、自らが創り出した怪物によって愛する者の命を次々に奪われた。

そしてプロメテウスが人間に与えた火は、人類に文明をもたらすとともに戦争の道具にもなった。プロメテウスの火は、「人間の手にある、時には危険きわまりないもの」だ。まさしく、現代の科学技術ではないか。

NHK　コンテンツ開発センター　チーフ・プロデューサー　北村卓三

科学の光が多くの分野を照らしていった産業革命期のイギリス。
のちに「近代外科学の父」と讃えられた男がいた。
時の首相や著名人がその身を委ねた天才外科医ジョン・ハンター。
しかし彼には、おぞましい裏の顔があった。
墓泥棒と手を組み、遺体をかき集めては切り刻む、
稀代の解剖マニアとしての一面だ。
築き上げた「死のコレクション」は数千にも及ぶ。
近代医学の重い扉を開いたのは、
時代のタブーをやすやすと犯す〝好奇心〟だった。

第1章

切り裂きハンター死のコレクション

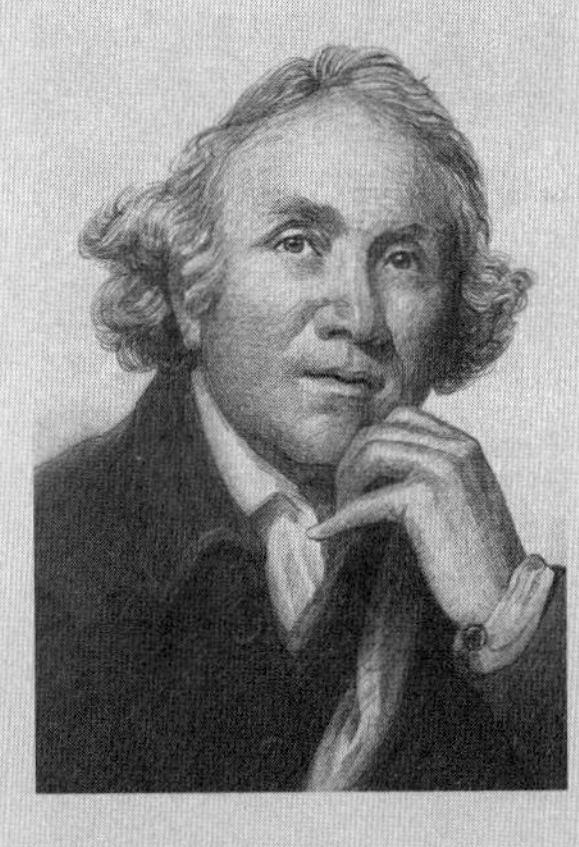

ジョン・ハンター
（外科医・解剖学者）

本当は怖い「ドリトル先生」

かつて大英帝国として栄華を誇ったイギリスの首都ロンドン。この歴史ある都は、数多くの物語の舞台となった。その一つに、有名な児童文学がある。イギリス出身のアメリカの作家ヒュー・ロフティングが二〇世紀前半に送り出した『ドリトル先生』シリーズ。動物の言葉を話すことのできる主人公の獣医ジョン・ドリトルが、屋敷に一緒に暮らしている動物たちを引き連れて世界中を旅する物語だ。

そのモデルとなった人物の屋敷が、今から二五〇年ほど前のジョージ王朝時代、ロンドン西部のアールズコートにあった。屋敷の周りには、物語に描かれたような動物たちの楽園が広がっていた。シカや水牛が草を食み、当時、幻の珍獣といわれたキリンの姿もあった。地下にある洞穴からは、ヒョウやライオンのうなり声が、はるか彼方まで響いていたという。

屋敷の主は、外科医で解剖学者のジョン・ハンター。のちに「近代外科学の父」と呼ばれ、時の首相や著名人がその身を委ねた天才外科医だ。

だがハンターには、ドリトル先生の物語にある牧歌的なイメージとはかけ離れた、誰もが目を背けたくなるような、もう一つの顔があった。屋敷に一歩入ると、そこは「死の世界」。鼻をつく臭いが立ち込め、動物や人間から取り出した臓器のコレクションが、ところ狭しと並んでいた。

ジョン・ハンターのもう一つの顔、それは死刑場や墓泥棒から毎晩のように届けられる遺体の解剖に明け暮れる解剖狂だった。一世紀のちのヴィクトリア朝期のロンドンを恐怖のどん底に陥れた連続猟奇殺人鬼「切り裂きジャック」になぞらえるならば、「切り裂きハンター」とでも呼びたくなる人物だ。

一八世紀当時の禁忌や法をものともせず、外科学の発展のために彼が生涯に切り刻んだ人体の数は、数千にも及ぶといわれる。

多くの人命を救う医学の進歩に貢献し、生きとし生けるものたちを愛でた光の顔と、おびただしい数の死にまみれた闇の顔。

その二面性は、ロンドンを舞台にした、もう一つの有名な物語を生んだ。ロバート・ルイス・スティーヴンソンが一九世紀末に上梓した『ジキル博士とハイド氏』。言わずと知れた、善と悪の人格を持つ男の二重生活を描いた怪奇小説だ。一八世紀のイギリス人で、盗賊という裏の顔を持っていたエジンバラの実業家ウィリアム・ブロディとともに、ハンターもまたその主人公のモデルの一人になったと言われている。

光と闇の混淆する、科学への情熱。ハンターをそこに駆り立てていた原動力とは、いったいどのようなものだったのだろうか。

動物や虫の生態に居場所を見つけた少年

ジョン・ハンターは一七二八年、スコットランドのグラスゴー郊外の農家に、一〇人目の子供として生まれた。

本を読むことが苦手で、座学での勉強に関心の持てなかったハンターは、一三歳で学校を中退して居場所を自然のなかに求めた。日々、野原を走り回って、小動物を見つけたり、魚釣りをしたり、鳥の卵を集めたり。彼は、野山に棲息する動物や虫たちの生態など、学校では学べない〝未知なるもの〟に目を向けた。

膨大な資料をもとにハンターの伝記『解剖医ジョン・ハンターの数奇な生涯』を書き下ろしたイギリス人ジャーナリストのウェンディ・ムーアは、彼の少年期をこう評する。

「おそらくハンターは学習障害を抱えていたのです。彼は、いつも疑問を抱いていました。周囲の農園で働く人たちに、自然のありようについて常に質問していました。読み書きが苦手だったので、自分自身の目で見たものへの探究心が強かったのでしょう。好奇心の塊でした」

　書籍から知識を得ることができないハンターは、自分の目で観察し、体験することで答えを見つけ出すしかなかった。

　長じて二〇歳の春、グラスゴーの材木商に嫁いだ姉の新居に居候して大工を志す。手先が器用だったハンターは、すぐに小刀やノコギリの扱いを身につけて玄人並みの腕を誇るまでになった。ところが仕事場にしていた貯木場が、所有者が破産したせいで、わずか二か月後に閉鎖されてしまう。

　路頭に迷いかけたハンターは、ロンドンで医師として成功を収めつつあった一〇歳上の次兄ウィリアムに、自分を使ってくれないかと頼み込んだ。この申し出をウィリアムはすぐに受け入れ、ほとんど一緒に暮らしたことのない末弟を自分の助手として呼び寄せることにした。彼は、グラスゴー大学で高い教育を受けた外科医であると同時に、虚栄心の強い実業家でもあった。

ビジネスの嗅覚に長けた野心家ウィリアム・ハンターは、開業医としての正業のかたわら、忠実な助手を要する新事業を始めていた。弟ジョンの申し出は渡りに船でもあったのだ。それは、外科医を目指す若い医学生たちを顧客とする解剖学の学校だった。

一八世紀のイギリス医療事情

一八世紀中頃、ジョージ王朝下のイギリスの平均寿命は、三〇代半ばと短かった。乳幼児死亡率は五割にも達しており、ハンター自身も、大人になるまでに九人の兄弟姉妹のうち六人を失っている。

医療も、まだまだ未熟なものだった。医科大学は外科医になるための専門教育機関ではなく、外科医は仕事のほぼすべてを実地で学んでいた。科学の研究自体は盛んだったものの、それは現代のように系統立てられたものではなく、多くのアマチュアの科学者たちがそれぞれに自分たちの研究や調査を行っていたが、そのほとんどは化学、物理学、歴史、博物学などであり、外科医療の分野は大きく後れをとっていた。
それゆえロンドンでは多くの民間学校が立ち上がり、外科医に、解剖や外科手術、生理学といった、今日の大学医学部や医科大学で教えるような内容が提供されるようになっていた。

それまでの外科手術は、他に方法がないときに仕方なく行われる四肢の切断や、ごく部分的な手術を行うだけで、外科医にできることは限られていた。彼らが行っていたことの大部分は、現在の通念から考えれば、とても医療とは呼べないような内容である。

たとえば、「瀉血（しゃけつ）」と呼ばれる血抜きが当たり前のように行われていた。効果の怪しい民間療法が横行し、医療行為そのもので命を落とすことも珍しくなかった。
科学史に深い造詣を持つ病理学者で生命科学者の仲野徹（なかのとおる）によれば、瀉血をはじめとする当時の医療の背景には、人体というものをどう捉えるかについての、ヨーロッパ社会に共通する、ある思想があったという。

「一八世紀までの西洋医学の水準は、解剖という分野を除けば、漢方医学やインドの医学と比べて特に抜きん出ていたわけではありません。ヨーロッパでは、紀元前三〜四世紀に活躍した古代ギリシャの医師ヒポクラテスの時代から、あらゆる病気は体液のバランスが崩れることによって生じると考えられていました。だから瀉血したり、嘔吐させたり、浣腸したりすることで悪い体液などを排出してしまおうという治療法が定型になった。しかし現代の常識で考えれば、病人から血を抜いたりしたら、ますます弱るに決まっています。実際、この時代に活躍したアメリカ初代大統領ジョージ・ワシントンも、瀉血で亡くなったのだろうと言われています」

その一方で、医師が人体を切り開き内部に直接触れることに対しては、中世以来の強いタブーの意識が浸透しており、長らく外科手術は医師ではなく理髪師の仕事とされていた。外科医のなかには理髪師を兼業で開いている者も多く、理髪業と外科医は一つのギルド（職業別組合）、一つの集団を形成していた。

一八世紀の半ばに入ってようやく、外科医と理髪業は分離されたものの、外科医の仕事は内科医よりも一段低い〝汚れ仕事〟と見なされていた。

また、当時は麻酔もなければ衛生観念も発達していなかったため、患者たちは外科的処置に伴う激しい苦痛と術後の症状悪化に悩まされた。

外科手術に麻酔が導入されるようになるのは一九世紀の後半からだが、それまでは、せいぜい手術前にアルコールや鎮痛薬を飲まされるだけで、患者は耐え難い激痛に耐えるしかなかったのだ。

同様に、一九世紀後半にイギリス・グラスゴー大学の外科教授、ジョゼフ・リスターが石炭酸（フェノール）を使った消毒法を編み出し、それが改良されて普及するまでは、手術は文字どおり命がけであった。一八世紀当時はまだ医師にも感染の知識がなく、手術創の細菌感染や化膿によって術後に命を落とす者が絶えなかった。

何より、いちばん深刻だったのは医師の経験不足だった。外科手術の知識と技術を体得するには実際に人体を解剖する訓練が必要不可欠だが、ウィリアム・ハンターをはじめロンドンで開業した医学教室の主宰者の多くは、解剖用の遺体が足りないことに常々悩まされていた。

その悩みの背景を、イギリスの医学史家サイモン・チャップリンは次のように指摘する。
「一八世紀の人々は、解剖に強い恐怖感を持っていました。なぜなら当時、解剖は殺人罪に対する刑罰とされ、処刑場の見世物にもされていたからです。ですから自分から献体を申し出たり、解剖に同意したりする人は、ほとんどいませんでした」

　当時の宗教観も影響していた。信仰心を持って慎ましやかに暮らしていれば「最後の審判」により肉体が復活し、天国に行ける。しかし遺体をバラバラにされたら復活は不可能になってしまう。解剖は、一般庶民にとっては死者への冒瀆以外の何物でもなかったのだ。

　そうした社会状況のもとでは、遺体の調達が一筋縄ではいかないだろうことも想像に難くない。無学なジョン・ハンターが兄ウィリアムに迎え入れられたのは、解剖教室で使う遺体の調達役が必要だったからだ。かくして、兄のもとで、ひたすらに死体を求めるハンターの奇怪な生活が始まった。

「切り裂きハンター」の誕生

「いいか、ジョン、とにかく死体を集めるんだ」

ロンドンに住み始めたジョン・ハンターは、さっそくタイバーン村の公開処刑場（現在のロンドン中心部、ハイドパークに位置する場所の一角にあった）に出向き、刑死者の遺体を手に入れる。その遺体を使って、ハンターは兄から解剖の手ほどきを受けた。

初めて目にする人体の内部。その神秘的な構造との出会いに、若きハンターはすぐに虜になった。幼い頃から培ってきた未知なるものへの旺盛な好奇心に火が付いたのだ。

このとき、ハンターが取り憑かれたであろう魅力に、現代の解剖医である坂井建雄（さかいたつお）も理解を示す。

「実際の解剖で皮膚を切って人体の中を観察するのは、本当に面白いです。埋もれている体内の構造を自分で探し出していくのは、いわば宝探しのようなもの。筋肉や神経や血管にはそれぞれ名前がついていて、発見者の名前のついたものも教科書に書かれていますが、教科書と寸分違わぬ構造になっている人なんていないわけです。みんな微妙に違っている。『あれ、ここにあるはずなんだが』と思って探っていくと、『あっ、こんなところにあったんだ』という具合です。『ああ、この部分は、実際にはこんなふうに見えるのか』ということもよくあります。我々でもそうですから、当時はなおさらだったと思います。天体の発見や大航海時代の地理探索と同じように、未知の事象を切り開いていくワクワク感があったのでしょう」

もともと手先が器用なハンターはメスの扱いもうまかった。解剖の訓練を重ねるうち、すぐに兄の腕前をしのぐようになっていく。

兄ウィリアムは、どちらかと言えば解剖学そのものへの知的好奇心よりも、教室運営で得た利益を元手に、医師として上流社会で成り上がることへの野心が勝る男だった。弟が解剖の才能を開花させたことは、願ってもない助けとなった。

「今度から解剖教室でも、お前が執刀するんだ」

兄からの命令を受け、ハンターはますます解剖にのめり込み、めきめき腕を上げていく。

子供の頃に規則に縛られる学校生活を捨て、自ら見たものだけを信じる自由なものの考え方を育んだハンターには破天荒なところがあった。体面にこだわる兄と違い、不逞の輩とも平気で付き合うことのできたハンターは、遺体収集の面でも並外れた手腕を発揮する。

墓泥棒との闇取引だ。

月のない夜、泥棒たちは棺を掘り起こし、袋詰めにされた遺体をハンターが買い取る。遺体の衣服や宝石を奪うことは処罰の対象だったが、当時、遺体そのものの盗難を禁じた法はなく、その間隙を突いたのだ。

墓を暴いて遺体を切り刻む男。「切り裂きハンター」の噂はロンドンの街を駆け巡った。

「多くの人々は、遺体を墓地から盗むなど許されない行為だと怒り、そして自分たちが死んでも墓から盗まれるのではないかと震え上がりました。しかし、民間の解剖の指導者は、墓泥棒に依存する必要がありました。死体が盗まれるのを見て人々は怒りを覚えましたが、死体の取引は事実上、容認されていたのです」（サイモン・チャップリン）

ハンターは好みの遺体を見つけようと手を尽くした。手記で、自ら墓を掘り起こしたことも告白している。

「筋肉標本を作るため、体格の良い男性遺体を墓地で手に入れた」

貴重な遺体は、絵描きを呼んで事細かに描かせた。なかでも気に入ったのが妊婦だ。妊娠三か月から臨月まで、胎児と母親の身体が、どう変化していくのか。ハンターは解剖を繰り返しては、その姿を詳しく記録した。

さらに、遺体を観察して記録するだけでは飽き足らず、触って感触を確かめるばかりか、取り出したものを口に含むことさえあった。たとえば胃液についてハンターは、「透明に近い液体で、味は塩気がある」と別の手記に書き残している。

ハンターや彼の教えを受けた解剖教室の生徒たちは、文字どおり遺体を味わい尽くした。いまだ近代的な衛生観念も詳細な化学分析法も発達していない時代に、人体の秘密に分け入るために己の五感を最大限に使ったのだった。

「ハンターはまさに取り憑かれていたのだと思います。病気にかかったら身体の中はどう変化するのか。老いはどのように影響するのか。女性や子供に赤ん坊、それに妊婦……。人間の身体がどうなっているのか、是が非でも知りたかったのでしょう」
（ウェンディ・ムーア）

やがてハンターは一七六〇年にウィリアムのもとから独立し、この年、陸軍の外科医に任命される。兄を頼って身を寄せた一七四八年から一二年の間に数千体にのぼる遺体を解剖、イギリスで最も人体を切り刻んだ外科医となっていた。

三年の従軍経験を経て正式に外科医としての資格を得たハンターは、それまでの因習にとらわれない進歩的な医学者としての実績を重ね、一七六七年には王立協会の会員にも選出された。農家の子として生まれたハンターは、外科医という天職を得て、ついにエリートの仲間入りを果たしたのだった。

動物実験から生まれた生体移植

ロンドン市内、イギリス王立外科医師会の建物の中に「ハンテリアン博物館」、すなわち〝ハンターの博物館〟という名の施設がある。一八世紀末に晩年のハンターが公開した収蔵品を継承し、今に伝える博物館である。そこには、彼が生涯をかけて解剖した動物や人間のさまざまな骨格標本やホルマリン漬けの臓器などが保存・展示されている。

その一角に、奇妙な展示物がある。ツノが生えた鶏だ。ハンターは一時期、鶏の足の蹴爪をトサカに移植して、それが問題なく成長するかどうかの実験にいそしんでいたのだ。別の鶏のトサカには、なんと人間の歯が埋め込まれている。これらの実験には、実はある目的があった。

一七六三年、従軍経験を終えてロンドンに戻ってきた三五歳のハンターは、生活のために外科医だけでなく、当代随一の歯科医だったジェームズ・スペンスと組んで歯科医としての仕事も始めていた。

当時は砂糖が流行し、甘い菓子に夢中になった多くの貴族たちが虫歯に苦しんでいた。痛んだ歯は、抜くしかなかった。そこでハンターは歯の移植を思いつき、まずは鶏を使って人間の歯が生着（せいちゃく）するかどうかを試していたのである。

鶏で試した成果を、今度は人間で実験したい。

ハンターは、ドナー（歯の提供者）を募った。歯科医院の入り口に「あなたの歯、買います」と掲げると、わずかばかりの金を目当てに貧しい子供たちが列をなした。ハンターは子供から健康な歯を引き抜いた。そして、その歯を新鮮なうちに貴族の歯茎に縛り付けた。移植された歯は、三年ももったという。

他にも、ハンターは次々と人体実験を行った。電気を用いて、心臓に刺激を与え蘇らせる「蘇生術」。温めた注射器に男性の精液を採って「人工授精」にも挑戦し、成功している。このような実験重視の姿勢は、当時の医学者としては非常に珍しいものだった。

「ハンターはアイデアが湧けば、まず動物で実験し、成功すると次に人体で実験しました。動物の組織や内臓を理解すれば、より複雑な人間の身体にも応用できると考えていたのです。そして、実験を繰り返し成功させることで、外科医としての技術と評判を上げたいと思っていました」（ウェンディ・ムーア）

死のコレクションと、狙われた巨人

地位と名声を得たハンターは、人間だけでなくさまざまな珍しい動物を収集しては解剖に明け暮れ、その骨格や臓器を標本にし続けた。そのコレクションは膨大な量に達し、アールズコートの邸宅に次々と収められていった。一七八〇年代には、自らのコレクションを私設博物館に収めて市民に公開しようという構想も生まれてくる。

挙句の果てに、目玉となる展示物を欲したハンターの情熱は、生きている人間にまで向き始める。標的となったのは、一七八二年にアイルランドからやってきた大男。身の丈およそ二メートル五〇センチの、チャールズ・バーン、二一歳。当時、ロンドンの見世物小屋で人気者となっていた人物だ。

こんな大きな身体の内部は、いったいどうなっているのか……。

ハンターはバーンを訪ね、取引を持ちかけた。

「金はたっぷり払うから、死んだらその身体を解剖させてくれないか」

長年のハンターたちの活躍で、富裕層のなかには遺体の解剖が医学の役に立つことを認識し、死後の献体に応諾する者たちも少しずつ現れるようになっていた。

だが、アイルランドの片田舎に生まれた素朴な庶民感情の持ち主だったバーンが、そうした解剖の科学的意義などに理解を示すはずもなかった。

「冗談じゃない。二度と俺の目の前に現れるな！」

しかし、その後もハンターは、まるで死神のようにバーンにつきまとう。実はバーンの身体をほしがったのは、ハンターだけではなかった。本人の意思を無視して、ロンドンの解剖学者たちが競うようになった。

「貴重なサンプルをものにしたい」。ハンターら解剖学者たちの好奇心の前に、当人の同意の有無など、何ら考慮の対象にならなかったのである。

やがて飽きっぽいロンドンっ子たちの興味が他に移り、大男の見世物としての価値が下がると、バーンは生活のすべを失い酒浸りとなる。そんな自分の死を今か今かと待ちわびるハンターの存在は、どれほどの恐怖と心労を彼にもたらしたことだろう。

巨人バーンは、わずか一年後にアルコール中毒で亡くなる。

彼は遺言を残していた。

「あの執念深い外科医に解剖されないよう、遺体を海に葬ってほしい」

バーンが友人たちに指定した葬送の地は、ロンドンから一〇〇キロ以上離れたイギリス海峡の海。ここならば、ハンターの魔の手も届くまい。

友人たちはバーンの遺言を忠実に守り、船で沖まで漕ぎ出し、棺を沈めた。誰にも邪魔されない海の底で、バーンは安らかに眠った――はずだった。

しかし実際には、バーンの遺体は密かにハンターの屋敷に運び込まれていた。ハンターは、今の金額で四〇〇〇万円もの金を積み葬儀屋を買収。棺の中身を石に置き換え、バーンの遺体を手に入れたのだ。

ハンターは、ただちに巨人の

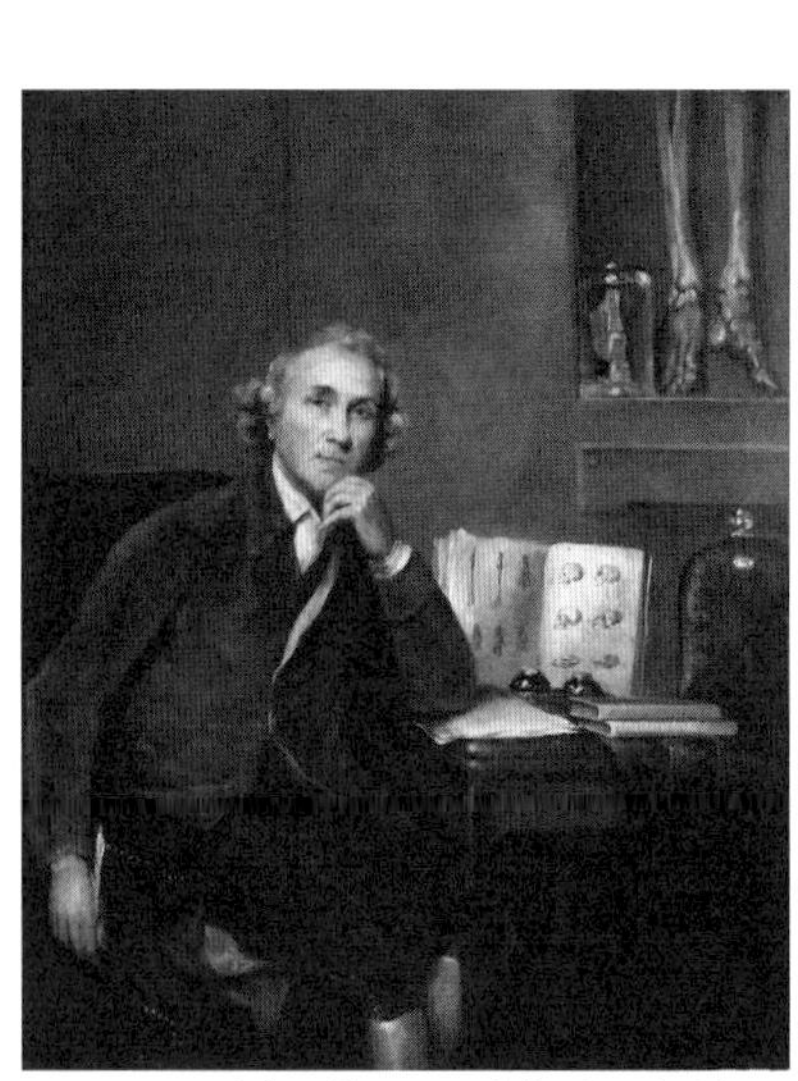

ハンターが画家に描かせた肖像画。画面右上に巨大バーンの骨格標本の足元部分が見える

身体を切り刻み、肉塊を銅の大桶で煮て骨に変えた。普段ならば、臓器一つひとつを入念に調べながら解剖するところだが、世間への発覚を恐れ、骨格標本を秘密裏に取得することに徹したのである。

ほとぼりが冷めた数年後、ハンターは高名な絵描きを呼んで一枚の肖像画を描かせた。新調したお気に入りの服を着たハンターの脇には、書き下ろしたばかりの人体図鑑が置かれている。その後ろに、バーンの骨格標本の足元の部分を密かに描き込ませたのだった。

御者を救った画期的な手術

一七八五年、五七歳のハンターのもとに、評判を聞きつけた一人の男が訪ねてきた。

彼の職業は当時の主たる交通機関、馬車を操る御者（ぎょしゃ）だった。御者の膝の裏側には、大きなこぶができていた。膝窩動脈瘤（しっかどうみゃくりゅう）。当時の御者の職業病である。馬にまたがり、両足を使って馬を制御する御者は日常的に膝の裏をこするために、膝窩動脈（膝の裏側のくぼみを通る動脈）を覆う壁が薄くなる。すると血液の圧力で血管がこぶ状に広がる。こぶが破裂すると死に至ることもある危険な病気だった。

この男のようにこぶが大きくなってしまうと、当時は脚を切断する以外に方法はなかった。しかし、手術の際に出血多量で死ぬことも多く、たとえ生き残ったとしても、片足となっては御者の仕事はできない。

絶望する御者に、ハンターは囁いた。

「脚を切断せずに済む方法があるんだが、試してみないか？」

御者は一瞬、喜んだ。だが新しい治療法は高くつく。治療費を案じて断ろうとする御者に、ハンターは言った。

「お前さんから金を取ろうなんて思っちゃいないさ。その代わり、はしいものがあるんだ」

ハンターは御者と、ある約束を交わす。

こうして、ハンターによる人体実験を兼ねた手術が始まった。

まだ麻酔もない時代、外科手術は大きな苦痛を伴った。長い時間は耐えられない。ハンターはまず、膨らんだ動脈瘤の上の部分を切って血管を糸で縛った。そして、次はその数センチ上の血管を先ほどよりも弱い力で縛る。三番目、四番目はさらに弱く……と、徐々に縛る力を弱めていく。

実はハンターは、数多くの解剖結果から、膝周辺の血管の様子を知り尽くしていた。

こぶのある動脈以外にも、脚の先へと通じる血管はいくつかあった。そしてシカやイヌを使った動物実験で、動脈を縛っても影響が出ないこと、さらにその縛り方まで確かめていたのだ。

こぶにつながる血管を糸で縛ることで血液を他の血管に迂回させ、問題となる動脈に流れ込む血液を最小限に抑える。負担を減らせば、動脈瘤は自然に消滅するはずだ。現代の「バイパス手術」を先取りするものだった。

「驚異的な発想です。こうした手術の場合、単に腕がいいというだけではなく、膝の辺りを含めた人体内部の構造を知悉（ちしつ）していることが何よりも必要です。血管の走り方も一人ひとり違いますし、縛るべき動脈を瞬時のうちに判断して処置しなければならないわけですから。もちろん、書き残されているのは比較的成功したものだけで、いろいろ失敗したケースもあるのでしょうが……」(坂井建雄)

ハンターはこの困難な手術を、わずか五分でやってのけたという。結果は成功。動脈瘤はなくなり、御者は仕事に復帰することができた。

その後、天寿を全うした御者はハンターとの約束を果たす。彼の脚はハンターのコレクションに加わったのだ。健康を取り戻した動脈は、脚部ごと御者の遺体から切り離され、今もハンテリアン博物館に陳列されている。

「ハンターが発明した膝窩動脈瘤のバイパス手術は、ヨーロッパ中の外科医に広まりました。その後は、脚だけでなく、他の部分の動脈瘤にもこの方法を応用するようになったのです」(サイモン・チャップリン)

二〇世紀を代表する天才、アルベルト・アインシュタインは、「常識とは一八歳までに身につけた偏見のコレクションに過ぎない」と言ったと伝えられる。

常識とは無縁の男ジョン・ハンターは、いよいよ近代医学の扉をこじ開けていく。

弟子ジェンナーへの影響

ハンターが一七六八年から勤務していたセント・ジョージ病院。ロンドンの中心部から車で三〇分ほど南に下ったところに今も残る由緒ある病院だ。「ハンターウイング」と名付けられた病棟の一角には、ハンターの診察室で使われていた机や椅子が展示されている。

ハンターが手術で取り出したという腎臓結石も残っている。この技術を持った外科医は当時、世界でもまれだった。型破りで非常識、だが確かな腕を持つハンターのもとには、多くの著名人が足を運んだ。

当時の首相ウィリアム・ピットは頬にできた腫瘍の除去手術を、『国富論』を著した経済学者アダム・スミスは痔の手術を受けた。そして原因不明の病に侵されていた哲学者デヴィッド・ヒュームに対しては、触っただけで肝臓ガンだと見抜いた。のちに詩人として大成する幼い日のジョージ・ゴードン・バイロンも、ハンターの晩年に診察を受けている。

そんなハンターのもとで学んだ一人の若者がいる。エドワード・ジェンナー。人類で初めてワクチンの開発に成功した、医学史に輝かしい足跡を残した人物である。一七七〇年にハンターの門を叩くと、ともに自然や動物への好奇心を持つ二人はすぐに意気投合。ジェンナーはハンター邸に住み込んで薫陶を受けることになった。

ハンターがジェンナーに全幅の信頼を寄せていたことがわかるエピソードがある。ジェンナーが弟子入りした翌年、ハンターと親交のあった海洋探検家のジェームズ・クック船長が南半球の航海を終えて三年ぶりにロンドンに帰還、アフリカで見つけたモグラネズミやオーストラリアのカンガルーをはじめ珍しい動植物をハンターに届けてくれた。ハンターがその分類と観察を任せたのは、ジェンナーだった。

「ハンターはジェンナーに、書物に頼らず実際に実験することを教えました。そして、新しい治療法や薬を開発するように勧めたのです。一方のジェンナーは、ハンターの手術の腕に惹かれ、自分の師として非常に尊敬していました」（ウェンディ・ムーア）

ハンターのもとで三年の修業を終えたジェンナーは、故郷に戻り医師となる。二人はその後も手紙でのやりとりを続け、互いに刺激し合う関係を維持した。

ジェンナーはその頃、ある病気の治療法を研究していた。天然痘（てんねんとう）である。原因不明の死の病として、当時最も恐れられていた疫病だった。治療法もなく、イギリスでは総人口の二割もの命が失われたという。

ジェンナーの地元には、「牛痘（ぎゅうとう）に感染した乳搾りの女は天然痘にかからない」という言い伝えがあった。牛から人に感染する牛痘は、症状こそ天然痘に似ているが、軽い病であった。この牛痘に一度かかれば、天然痘には一生かからないというのだ。

乳搾りの女たちに聞き取り調査などを行った結果、ジェンナーは言い伝えが正しいことを確信した。しかし、それを治療法として生かすために、どうすればいいのか、行き詰まっていた。ジェンナーはハンターに相談を持ちかけた。ハンターはジェンナーに、こんな言葉を贈った。

Why think, why not try?（なぜ考える、なぜ実験しない？）

ハンターの言葉に背中を押され、ジェンナーは実験を決意する。

一七九六年五月一四日、牛痘にかかった患者から膿（うみ）を採取し使用人の子供に接種、まずは牛痘に感染させた。そして四八日後、人体実験のときがやってきた。ジェンナーは天然痘の膿を採り、牛痘に感染させた少年に植え付けたのだ。もしジェンナーの研究が間違っていれば、子供の命は危険にさらされることになる。

病理学者の仲野徹は、当時の倫理観と現在のそれを比較しつつ、次のように語る。

「今の医療倫理に則して言えば、使用人の子供で実験をしたことは雇用関係を盾にした強制の疑いもあり、問題なしとは言えません。現在では人体を使った臨床試験には、一九六四年に世界医師会総会で採択されたヘルシンキ宣言（人間を対象とする医学研究の倫理規範）に則って、安全性の担保や、リスクとメリットの比較、そして何よりも本人の権利と自由意思にもとづくことなど、インフォームドコンセントを前提にした明確な基準が定められています。ただ、ジェンナーがこの実験を行ったのはハンターの死後しばらく経ってからのことでした。本当に師の教えを実行してもいいものか、確信が持てるまで非常に逡巡したのでしょうね」

医学研究の世界では、ジェンナーの実験と似たような例が、失敗も含めてあまたある。

「近代衛生学の父」と呼ばれ、森鷗外（もりおうがい）も留学して教えを請うたことがあるドイツのミュンヘン大学教授マックス・フォン・ペッテンコーファー。この人物は一九世紀末に、コレラの原因はコレラ菌であるとするロベルト・コッホの主張を間違いであると して、自らの身体を実験台としてコレラ菌を飲んだ。このときはたまたま激しい胃けいれんと下痢で済んだが、命がけの実験である。

日本では一八世紀末に、外科医、華岡青洲（はなおかせいしゅう）が、人体実験による実母の死と妻の失明という大きな犠牲の末に、麻酔薬の開発に成功している。

現代に目を転じれば、一九九四年にオーストラリアの微生物学者バリー・マーシャルが、ヘリコバクター・ピロリ（ピロリ菌）が胃炎や胃潰瘍の原因になるという仮説を証明するために、自ら菌を飲んで胃炎が出来るかどうかを確かめている。この実験の成功でピロリ菌に関する研究が加速し、共同研究者のジョン・ロビン・ウォレンとともに二〇〇五年、ノーベル医学・生理学賞を受賞した。

こうした無謀ともいえる人体実験が医学の進歩に貢献した例は、枚挙に暇（いとま）がない。

ジェンナーに話を戻そう。実験後、数週間たっても子供に症状は現れなかった。幸いにも実験は成功したのだ。その後、実験を繰り返したジェンナーは、天然痘のワクチンである種痘(しゅとう)を開発。瞬く間に世界中に広まっていく。

「ジェンナーはハンターの教えを忠実に守りました。動物実験を繰り返し、それから実際に人間の身体で試したのです。天然痘の治療法を探っていたときも、実証的であれという姿勢は変わりませんでした。ハンターが外科医として生涯貫いたこのやり方が、医学を科学へと押し上げたのです。ハンターがいなかったら、種痘の開発はずっと遅れていたでしょう」(ウェンディ・ムーア)

「どこまで準備を整えてから実験をするか、というのは時代によって違ってくるわけですが、どのような医療技術でも、人間で使えるようにするためには、どこかの段階で必ず人間での検証が必要になります。パスツールのワクチン開発や、コッホの病原菌の発見などが一九世紀の終わり近くであることを考えると、ジェンナーの業績はきわめて早く、突出しています。ハンターの後押しがなければ、この段階で実験にまでは行き着かなかったかもしれません。ハンターの無謀とも言えるくらいの行動力と、ジェンナーの慎重さとが相まって、世紀の大発見につながったのではないでしょう

か」（坂井建雄）

ジェンナーの実験からおよそ二〇〇年後の一九八〇年、ＷＨＯ（世界保健機関）は天然痘の撲滅を宣言した。数千年もの間、人類を苦しめてきた天然痘との闘いが終わりを迎えたのである。人類が、初めて感染症に打ち勝った瞬間だった。

早すぎた進化論

大道芸人たちが腕を競い、劇場やレストランが軒を連ねるロンドン一の歓楽街、レスタースクエア。一七八〇年代、その二八番地に、ハンターは自慢の屋敷を建てた。現在の金額で六億円以上にものぼる巨額をつぎ込んだ、四階建ての豪邸だった。

現在も残るその見取り図によれば、屋敷は東西に長く、東と西のそれぞれに玄関があった。東側、華やかなレスタースクエアに面した表玄関には、着飾った金持ちたちがハンターの治療を受けるために訪れた。しかし西側、もう一つの玄関は淋しい裏通りに面していた。そこは毎夜、解剖用の遺体が運び込まれる裏口だった。

昼は天才外科医にしてロンドンきっての名士、夜は死体を切り刻む解剖マニア。

二つの顔を持つジョン・ハンターが、善と悪の人格に揺れ動く男の物語『ジキル博士とハイド氏』に大きな影響を与えたことは冒頭に述べたとおりだが、彼を象徴するようなその邸宅の構造もまた、物語の主人公が住む屋敷のモデルになったと言われる。

屋敷の中央に、ハンターは豪華な博物館を造った。ゾウやキリンの骨格がそびえ立ち、巨大なクジラもあった。そして目玉となったのは、あのアイルランドの巨人、チャールズ・バーンの骨格標本だ。

当時のイギリスには世界中から採集された珍しい動植物が集まり、博物学が隆盛になった時代だったことも背景にあったのだろう、博物館で珍しいものを見るということが、知識階級の人々の間で一種のブームになっていた。一七八八年、ハンターは彼の生涯の好奇心の集大成ともいえるコレクションを、満を持して一般公開した。

新聞は、英国一の規模と称賛し、外国からも多くの見物客が訪れた。ハンターは詰めかけた見物客たちに対し、自ら二時間以上かけてコレクションの解説をしたという。

なかでも一番力を入れたのが、三種類の頭蓋骨である。それはサル、黒人、白人のものだった。その前で、ハンターは独自の見解を披露してみせた。

「私は解剖を通じて確信しました。最初の人間がアダムとイブだというのなら、それはアフリカ人だったはずです」

つまり、人間の起源であるアダムとイブは、アフリカの黒人だったと主張したのだ。

「ジョン・ハンターは晩年になって、人類の起源について考えるようになりました。彼は動物や人間の頭蓋骨を数多く集めていました。その頭蓋骨を並べていて、気づいたのです。サルからアフリカの黒人、そしてヨーロッパの白人へ。これは、動物からヒトへゆっくりと変化していく様子を表しているのではないかと。それでヒトはアフリカの黒人から始まったと考えたのです。〝進化〟という言葉が適切かどうかわかりませんが、サルからヒトへと段階的に高度な知性を持つ種が地球上に登場してきたのではないかと推測したのです」（ウェンディ・ムーア）

そして論文では、こうも述べていた。

「サルは半分は獣で、半分は人間と言っていいだろう」

これが、ハンターが解剖を通じて見出した人類の起源だった。チャールズ・ダーウィンが「進化論」を公にする、七〇年も前のことである。

「人間は猿が変化したものだ」というハンターの過激な発想に、耳を傾ける者はなかった。「人間は神が創ったもの」という当時の常識的な考えに真っ向から対立していたからだ。英国王立協会はハンターの思想を異端と判断し、提出した論文は発表の機会も与えられず、黙殺された。ハンターは孤立した。

「ハンターがダーウィンのように進化論の発見者と見なされなかったのは、現象としては的を射ていても、理論を組み立てるまでには至らず、説得力がなかったからでしょう。ただし、骨格標本の観察だけで、よくぞここまで洞察できたものだと思います。当時の常識のなかで、アダムとイブが黒人だったのではないかという結論を導き出せたことは、なかなかの慧眼だったと言えます」（仲野徹）

ジョン・ハンターが残したもの

一七九三年一〇月一六日。

ハンターはセント・ジョージ病院の理事会が行われているさなかに、心臓発作を起こす。もがき苦しみながらソファの中へと倒れ込み、そのまま息を引き取った。六五歳だった。

その際の情景は、セント・ジョージ病院に語り継がれている。病院の文書を管理しているエリザベス・サーローの説明を聞いてみよう。

「ジョン・ハンターが倒れたのは、同僚と意見が合わず議論している最中でした。この日、彼は外科訓練を受ける学生の入学について話し合う理事会の定例会議に出席していました。ミーティング中、二人のスコットランド人を入学させるかどうかの話し合いになりました。午後の会議で彼が発言しようと立ち上がったとき、すぐに他の理事会のメンバーから話すのを遮られました。彼のなかに怒りが沸き起こり、それが心臓に悪影響を及ぼしたのです。彼はすぐに胸を押さえて会議室を出て隣の部屋へ行き、ソファに倒れ込みました。数時間にわたって蘇生措置が取られましたが、亡くなりました」

遺体はハンターの強い希望により、弟子たちの手で解剖された。死因は心臓を取り巻く冠動脈の疾患だった。

それはハンター自身が、生前から自己診断していたとおりだった。

ハンターは、自らの心臓やアキレス腱などの臓器や組織をアルコール漬けにして博物館に収蔵することを望んでいた。しかし弟子たちの遠慮により、その望みはかなえられることなく、検死後の遺体は縫合され、棺に納められる。身内だけの質素な葬儀が済まされ、教会の地下納骨堂にひっそりと埋葬された。

地位と名声を得て、莫大な収入を得ていたはずのハンターだったが、全財産を博物館につぎ込んでいたため、残されていたのは借金のみだった。

動物たちと暮らしたアールズコートの別邸は真っ先に売りに出された。英国一とうたわれた博物館を擁するレスタースクエアの豪邸も、一七九九年に安値で買い叩かれた。ハンターは、博物館を国に売却してその利益で生計を立てるよう遺族に遺言していたが、フランス革命政府と戦争中だったイギリス国家にそんな余裕は無かった。

遺体を手当たり次第に切り刻み、世間を騒がせた奇人としてのジョン・ハンターは、次第に人々から忘れ去られていった。

しかしエドワード・ジェンナーをはじめとする教え子たちは、ハンターの〝財産〟

をそれぞれに継承し、一九世紀にイギリスやアメリカで、伝統や因習にとらわれない次世代の医学や外科学を発展させてゆく。

「改めてハンターという人物を評価するなら、彼が優れていたのは思いつき、つまり着想。それから技術も素晴らしい。そして奇人変人と謗られても我が道を行く突破力ですね。この三つを兼ね備えていたことがすごい。科学者にとって最も必要な素質は、健全な好奇心です。ハンターの好奇心が〝健全〟だったかどうかは、少々難しいところもありますが、常に原理に遡って考えようとする姿勢は、まさに科学の精神そのものだったと言えるでしょう」（仲野徹）

「私は、科学を理解するためには二つの側面があると思います。一つは知識。もう一つは自然と向き合うこと。一八世紀までの医学では、古代ギリシャ、ローマ以来の伝統的な医学の知識が重視されていました。そうした時代に、ハンターは自然そのものである人体に向き合う、それに対して自分を素直に開いて対峙する。そうして科学の地平を切り開く、そういう突破力があった人だと思います。人体というものは、実際に解剖してみると、教科書や解剖学の本の図に書かれていないものがふんだんにあるんです。そこに見えるのは人間の知恵で整理されたものではなく、自然の造形である人体そのものです。私たちは、実はまだ自然そのものを完全に把握しているわけではない。人体と触れ合っていると、そのことが見えてきます。現代人は、ともすると整理された知識としての情報だけで自然をマニピュレイト（操縦）できるんじゃないかという錯覚に陥りがちです。でも、科学者はもういちど自然そのものを見つめ直し、そこに立ち向かうところから出発すべきだという大きなメッセージが、ジョン・ハンターの生きざまにはある気がします」（坂井建雄）

ハンターの死からおよそ七〇年後の一八五九年、ダーウィンが『種の起源』で「進化論」を発表。世界はその内容に衝撃を受けた。「長い時間をかけて、生物はその姿を変えてゆく。それは、生存競争という自然淘汰のメカニズムが働くからだ……」。ハンターが考えていたアイデアを、ダーウィンは生物の共通原則として見事に説明していた。

二年後、王立協会は思い出したようにハンターの論文を発表する。そして同年、放置されてきたハンターの亡骸（なきがら）は、ウエストミンスター寺院に葬り直された。

新たなハンターの墓には「近代外科学の父」という文字が刻まれた。

一八世紀という、今よりもはるかに死が身近に感じられたであろう時代。そこに科学という光を見出し、生命の謎を解き明かしていくためには、常識や道徳にとらわれず、世界の混沌に分け入っていく必要があった。その精神を、誰よりも強烈に体現していたのが、ジョン・ハンターだったのである。

ハンターに代表される近代科学のパイオニアたちが発揮した、闇に挑む瀆神的な情熱の在り方は、文学者たちの想像力も刺激した。

そのひとつが、一八一八年に出版されたゴシック小説の名作、『フランケンシュタイン』だ。理想の人間を造ろうとして墓場を暴き、死体を継ぎはぎして恐るべき怪物を生み出してしまったヴィクター・フランケンシュタインは、まさにハンターの内面を貫く欲望を具現化した姿であった。

そして、科学の力が比べものにならないほどに発展し、圧倒的な光となって世界を覆った二〇世紀。〝フランケンシュタインの誘惑〟は、人類に巨大な闇を落とすことになる。

六〇〇万人ものユダヤ人、
そして二〇万人以上もの障害者の命を奪ったナチス・ドイツ。
人類史上最悪の蛮行の背後にあったのは、
優秀な人間だけのユートピアを目指す科学「優生学」。
それは病人や障害者に不妊手術を施す「断種」によって
〝民族の劣化を防ぐ〟という〝善意〟の学問だった。
その発想は、しだいに弱者の大量虐殺へとエスカレートしていく。
命に優劣をつけた科学者たちは、いかにしてナチスを支えたのか。

第2章

“いのち”の優劣
ナチス 知られざる科学者

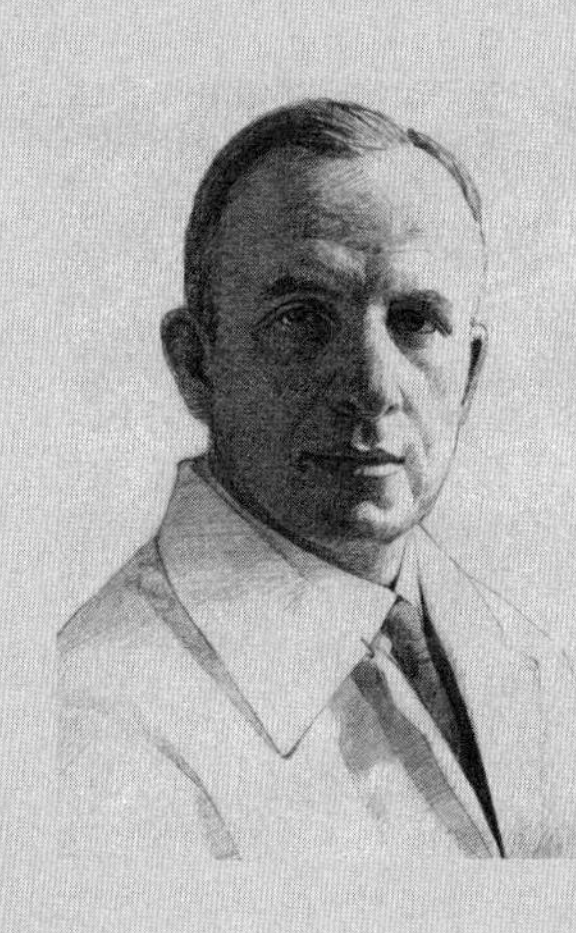

オトマール・フォン・フェアシュアー
（人類遺伝学者）

ホロコーストの道具となった〝科学〟

二〇一五年一月二七日。

ナチス・ドイツによる大量虐殺の象徴、現ポーランドのアウシュビッツ強制収容所の解放から七〇年。ホロコースト（ナチスが行った組織的な大量虐殺）の犠牲者たちへの追悼式典が行われ、収容所跡地は祈りに包まれた。

犠牲となったのは、六〇〇万人ものユダヤ人たちだけではない。二〇万人以上にのぼる障害者たちもまた、無惨に殺害された。「ドイツ民族の遺伝的形質の劣化を防ぐ」という理由だった。障害の形質が遺伝的に受け継がれると民族全体の劣化につながるという考えのもとに、抹殺が正当化されたのである。

こうした虐殺は、当時のドイツで最高レベルの頭脳を誇る多くの医師や科学者たちの関与により、人体実験や解剖などの〝材料〟を確保する目的も兼ねて、きわめて計画的に実行されたものだった。

ナチス総統アドルフ・ヒトラーの主治医となり、ドイツ全医師の頂点に上り詰めたカール・ブラントは、障害者を効率的に安楽死させる計画を立案、遂行した。精神医学者のカール・シュナイダーは、数々の非人道的な人体実験で精神疾患の患者を殺害し、解剖を繰り返した。アウシュビッツ強制収容所の医師だったヨーゼフ・メンゲレは、ガス室に送り込む収容者たちの選別にあたるとともに、被験者に著しい苦痛を与える猟奇的な実験を重ねたり、骨格標本を作るという目的のためだけに収容者を殺害したりするなどして「死の天使」と恐れられた。

彼らは戦後、連合国による軍事法廷で戦犯として処刑されたり、訴追を避けて自死を選んだり、逮捕に怯えながら逃亡生活を続けたりと、程度の差こそあれ、幾分なりとも応報の運命を辿った。

しかし近年の調査によって、これまで知られていなかった大物科学者の存在が浮かび上がってきた。人類遺伝学者オトマール・フォン・フェアシュアー。

ヨーゼフ・メンゲレの師としてアウシュビッツにおける収容者虐殺に関与しながら罰せられることはなく、戦後も大学教授として要職を歴任し、死ぬまでドイツ医学界のトップに君臨し続けた人物である。

彼は第二次世界大戦以前から、遺伝学的な改良によって人類の肉体的・精神的な進歩を促そうとする「優生学」の推進者であった。「断種法」(遺伝性の病気の患者や障害者などを、国家に経済的な負担をかける劣等者と見なして強制的に不妊手術を施すための法律)の制定や、ホロコーストへとつながるナチスの人種差別的な政策を、科学者の立場から後押しした。

戦後のフェアシュアーは、多くの学生や研究者から穏やかな人柄の教授として慕われていたという。もし時代の支配的な潮流にのみ込まれることがなければ、彼をはじめ充分に理性的だったはずの科学者たちの多くは、あのような罪科を引き起こすことはなかったのかもしれない。だが、ゆがんだ社会思想や国家体制と結びついたとき、科学は、担い手たち個々人の人間性や倫理観の如何を問わず、狂気と野蛮に覆われた大量虐殺の道具となることを証明してしまった。

古代ギリシャ世界のスパルタでは、最強の戦士集団を作り出すため、長老が優秀な新生児を選別したという。健康で強い子供しか生きることが許されなかったのだ。ナチスが依拠し、フェアシュアーが心酔した「優生学」は、命に優劣をつけ、優秀な人間だけのユートピアを目指す為政者たちの欲望に、〝科学的な正当性〟なるものを与えた。

フェアシュアーをのみ込んだその潮流は、いかにして二〇世紀前半の世界に広がり、未曽有の蛮行を引き起こす要因になったのだろうか。

敗戦下のドイツと優生学

ベルリン市内から南西に向けて車で四時間ほど走ると、ドイツ中央部の自然豊かな村ゾルツに至る。オトマール・フォン・フェアシュアーは一八九六年、この村を代々領地としてきた貴族の家に生まれた。

幼い頃から自然科学に強い関心を抱き、研鑽（けんさん）を重ねた青年は一九一四年、ボン大学に入学。この時期、ドイツ独自の青年運動であるワンダーフォーゲルに参加するかたわら、白人至上主義にもとづく『諸人種の不平等についての試論』を著したフランスの文人アルテュール・ド・ゴビノーや、反ユダヤ主義的な主張を展開した『一九世紀の基礎』の著者で政治評論家のヒューストン・ステュアート・チェンバレンなど、一九世紀末に台頭した人種差別的な思想を持つ知識人たちの著書に出会い、遺伝学や人種学に傾倒していく。

その後、第一次世界大戦に将校として従軍、敗戦後の一九一九年に再入学したマールブルク大学では医学を学んだ。翌一九二〇年にはヴェルサイユ条約の批准に反対する右派のクーデターが勃発（カップ一揆）、これに対抗して左派が決行したゼネストが武装化する（ルール蜂起）など、フェアシュアーの学生時代は敗戦国ドイツの混乱とともにあった。

そうした経験を経たフェアシュアーが研究者として選んだのが、「優生学」（当時ドイツでは「人種衛生学」と呼ばれていた）だった。

優生学は、一九世紀から二〇世紀にかけて生物学の目覚ましい発展を受けて勃興した応用科学で、そのきっかけとなったのはチャールズ・ダーウィンが提唱した「進化論」だ。

前章で見たように、解剖医ジョン・ハンターが生きた一八世紀までの世界では、人類が他の生物から連続的に変化して誕生したことを示唆する進化論は、神によって生き物が造られたとするキリスト教を冒瀆する思想に他ならなかった。

だが、ダーウィンが『種の起源』（一八五九年）で、生物が生存競争と自然淘汰によって環境への進化的適応を遂げてきたという証拠を膨大な観察によって科学的に提示したことで、進化論の地位は一変する。二年後に決定的証拠とも言える始祖鳥の化石が発見されたこともあって、科学の世界で次第に主流となってゆく。

その影響力は、単なる生物学の学説としての域にとどまらなかった。本来、生物（ヒトを含む）の歴史的変化を説明する理論だったダーウィンの進化論を、人間社会の「進歩」に当てはめようとする「社会ダーウィニズム」と呼ばれる思想も登場した。

さらに、植物学者グレゴール・ヨハン・メンデルが一八六五年にエンドウの交配から発見した遺伝の法則が二〇世紀になって再評価され、親から子へと一定の形質が受け継がれていくメカニズムを、遺伝子という単位で説明する近代的な遺伝学が発展していく。

こうした遺伝学の発展と、進化論の社会思想への影響を結びつけるかたちで台頭したのが、優生学だった。

「優生学」という術語は、ダーウィンのいとこに当たる人類学者で遺伝学者のフランシス・ゴールトンが、著書『人間の能力とその発達の研究』(一八八三年)のなかで初めて使用した。ゴールトンは一九〇四年にロンドンで開かれた第一回イギリス社会学会で『優生学〜その定義、展望、目的』と題した報告を行い、以後、この言葉は広く知られるようになっていく。

その内容は、ちょうど農作物の品種改良を施すように、人間社会においても遺伝的に望ましい形質を持つ者を残し、そうでない者を取り除くことで、「進化」を人為的に実現し淘汰を推し進めるというもの。そうすることで国家や民族の改良をはかり、ひいては種としての人類の進歩を促そうという思想だ。

ドイツ近現代史が専門で、フェアシュアーの調査にも携わった歴史家ハンス゠ヴァルター・シュムールは、フェアシュアーが優生学に魅了されていった背景を、こう解説する。

「優生学は当時、世界中でブームでした。優生学のテーマは、民族全体の健康を守ることでした。病気や障害が高い確率で遺伝するのであれば、いかにして予防できるか。つまり、『遺伝によって病気や障害が広まる』ことをどうやって防ぐか。それが重要だったのです」

実は優生学の導入に関して、ドイツは後発国であった。優生学は発祥の地であるイギリスとアメリカを中心に学問的探究が進み、一九〇二年にはアメリカのインディアナ州で、犯罪者を対象に最初の「断種」手術が行われている。断種とは、男性なら輸精管、女性なら輸卵管を切除するなどの不妊手術のことで、優生学の主要な実践手段である。

これがきっかけとなって、同州では一九〇七年に世界初の断種法が成立し、以後一九二〇年代までにアメリカ国内の多くの州やヨーロッパ諸国でも、国家政策としての断種法を採用するケースが増えていった。

そうした国際的な動向に影響されながら、後発のドイツでも国家レベルの課題に対処する画期的な応用科学分野として、優生学は急速に地歩を固めていく。

フェアシュアーもまた、「目の前の患者だけでなく、民族全体を救うことができる」と、優生学に取り憑かれていったのである。

双子研究から断種政策へ

ミュンヘン大学で医学博士号を取得したフェアシュアーは一九二三年、ドイツのテュービンゲン大学の付属病院でポストを得て、遺伝生物学の研究を開始する。

研究対象として目を付けたのが、双子だった。

一卵性双生児は同一の遺伝子を持ち、二卵性双生児は五〇％（通常の兄弟姉妹と同じ）の遺伝子を共有している。一卵性と二卵性の双生児を統計的に比較することで、人間の外見や体質に遺伝がどの程度関与しているのかがわかる。たとえば、ある病気に二人ともかかる割合が一卵性双生児のほうが高い場合、その病気のかかりやすさに遺伝が関わっていると考えられる。

フェアシュアーが調査したのは、当時〝死の病〟と恐れられていた結核である。結核は感染しても発症する人としない人がいる。この違いには遺伝的な要因があるのではないかと考え、一卵性と二卵性、合わせて一二七組の双生児について、結核の発症傾向を精査したところ、双生児が二人とも結核を発症する確率は、一卵性が二卵性に比べて四五％高かった。フェアシュアーは、結核の発症には「遺伝的な性質が相当な重要性を持つ」と結論づけた。

医師で歴史家のハンス＝ペーター・クレーナーは、フェアシュアーの研究成果をこう評する。

「フェアシュアーの結論は間違ってはいなかったと、最新の研究でも解明されつつあります。遺伝学者たちは彼の研究を高く評価しました。フェアシュアーは、遺伝に関する研究者として国際的に認められ、その地位を確立したのです」

双子研究で頭角を現したフェアシュアーは一九二七年、ドイツが誇る世界的な研究機関カイザー・ヴィルヘルム協会がベルリンに新設した人類学・人間遺伝学・優生学研究所の人間遺伝学部の部長に就任。ここを拠点に、「結核から民族を救うために優生学を取り入れ、患者に対して不妊手術を行うべきだ」と、自らの双子研究の成果を優生政策の実践に応用するため、活動を開始する。

さらに、結核患者だけではなく障害者に対しても断種を行うべきだと主張。「障害がある子供を身ごもる可能性があるならば、キリスト教的慈愛精神によって、不妊手術つまり断種を行うべきである」と、元来キリスト教では許されていなかったはずの不妊手術を正当化した。

「優生学の観点からすると、望まれない遺伝子を持った人間の生殖によって、特定の病気や障害が子孫へ受け継がれることを防がなければなりません。フェアシュアーは断種を行わないほうが残酷なことだと考えました。重い病気や障害のある人々が増え続けると、ドイツ民族の負担は大きくなる。多くのドイツ民族を救うために、小さな犠牲は仕方のないことだとフェアシュアーは考えたのです」（ハンス＝ヴァルター・シュムール）

従来の倫理観に抵触するこうした考え方を後押ししたのが、一九一九年に起きた世界恐慌であった。それは敗戦の痛手からようやく立ち直りつつあったドイツを打ちのめし、六〇〇万人にものぼる失業者を生んだ。国民生活が困窮を極めるなか、福祉国家を目指していたワイマール共和政下のドイツの財政は危機的状況に陥り、大胆な歳出削減策の検討を余儀なくされる。

当時ドイツで最大の人口を抱えていたプロイセン州政府は、フェアシュアーら、カイザー・ヴィルヘルム協会傘下の研究機関に所属する科学者たちを招聘。フェアシュアーのデータを下敷きに、一九三一年、障害者の不妊手術を認める断種法案を策定した。

フェアシュアーの計算によれば、ドイツにおける障害者の数は二〇万人以上にのぼる。その障害者のために割かれる支出を健常な人々のために役立てるべきだという発想のもと、あくまで「本人の同意」を条件とする福祉政策として、当時は遺伝すると考えられていた病気や障害がある人々への不妊手術を、州政府が認めたのである。ただし、この時点では国の法律で不妊手術が禁じられていたため、州独自の断種法は実現に至らなかった。

ナチスという追い風のもとで

しかし一九三三年、事態は一転する。フェアシュアーの救世主となる男が現れたのだ。

アドルフ・ヒトラー。大恐慌後の経済的困窮で沸点に達した民衆の不満を背景に勢力を拡大し、前年の議会選挙で第一党となった「国民社会主義ドイツ労働者党」（通称ナチス）を率いるこの男が、首相に就任。ナチス政権が成立したのである。

ヒトラーはすぐさま全権委任法を可決させて立法権を掌握すると、「肉体的にも精神的にも不健康で無価値な人間は、子孫の身体にその苦悩を引き継がせてはならない」として、「遺伝的な疾患を持つ子孫を予防する法律」と名づけた断種法を成立させた。

この断種法は、一九三一年にフェアシュアーらが策定した法律案から大きく一歩踏み込んでいた。「本人の同意なしに」国が強制的に不妊手術を行うことを可能にしたのである。

フェアシュアーら優生学者たちは喝采した。追い風に乗って優生政策をさらに医学界に広めるため、フェアシュアーは自ら主宰して雑誌を発行し、そのなかでヒトラーを〝優生学を国家の主要原則とした初の政治家〟と称賛している。

「一九三三年は優生学者にとって解放の年でした。彼らは新しい法律に満足でした。そこに『強制』という文字があったからです。フェアシュアーにとってナチスは、優生学にもとづいたユートピアを実現してくれる存在でした。ナチスもまた、やりたい政策を実践するために医学者や遺伝学者の知識を必要としていたのです。ナチスと結

びついたフェアシュアーは、すさまじい出世街道を歩むことになります」（ハンス＝ヴァルター・シュムール）

「我が党に対して完全な忠誠心を持っており、政治的宣伝の面でも意義がある」とナチスに評価されたフェアシュアーは、フランクフルト大学に新設された遺伝病理学研究所の所長に就任。ここで、国家政策遂行のための研究に乗り出すことになる。

最初に取り組んだのは、フランクフルト市民の遺伝情報の収集だった。病院、養護学校、福祉施設などから家族の病気の履歴や障害の有無といった情報を集めて、遺伝カードの作成を開始。三年間でフランクフルト市民のおよそ半分に当たる、二五万人もの遺伝情報を手に入れる。それは断種すべき人々をあぶり出すための調査だった。

さらに、フェアシュアーは自ら調査の現場へと乗り出していく。彼が所長を務める研究所に保健所の資格を取得させ、住民を直接診断できるようにしたのだ。

病人や障害者の徹底的排除を開始したナチスの優生政策もまた、エスカレートしてゆく。遺伝的疾患の疑いがある者に不妊手術を受けさせる断種法のみならず、一九三五年には婚姻そのものを禁ずる法律「婚姻健康法」が成立。結婚するためには、対象の病気や障害がないことを証明する「婚姻適正証明書」の発行を受けねばならないことが、国民すべてに義務づけられた。

調査と診断結果をもとに、遺伝的に健康と判断したカップルには結婚を許可し、「婚姻適正証明書」を発行する。しかし、遺伝的に問題があると判断した場合、ある機関に断種を申請する権限が与えられていた。通称、「優生裁判所」。ナチスが断種法を遂行するために新たに設立した機関だった。優生裁判所の法廷では一〇分もかからず審査され、次々に判決が下されていった。

一〇〇〇件以上残されている裁判記録のなかに、フェアシュアーが直接関わったケースも見つかっている。精神医学史の研究家であるモニカ・ダウムは、その〝審理〟がどのようなものであったかを調査している。

「たとえば、養護学校を出たばかりの一五歳の少年。フェアシュアーは彼を通常よりも思考スピードが遅いと診断し、『少年は明確に能力が欠けている』と記しています。彼には『精神遅滞』が確認されたのです。先天性の知的障害でした。診断の結果、優生裁判所に断種が申請されました。あるいは、結婚の申請に来て裁判所へ送られた三〇歳の女性のケース。彼女は『ドイツの首都はどこか？　フランスの首都は?』という質問に答えられず、さらに字を読むこともできないとフェアシュアーは書いています。彼女は妊娠六か月で、お腹（なか）の子の父親と結婚するつもりでしたが、フェアシュアーは彼女を知的障害と診断し、早急に中絶して断種を行うべきだと記しています」

歴史家のハンス＝ヴァルター・シュムールは解説する。

「病気や障害のない社会を作ることができるならば、断種は素晴らしいことだとフェアシュアーは考えていました。つまり、自分たちが行ったことは人道的だと信じていたのです」

一九四五年までにおよそ四〇〇万人が強制的に断種された。犠牲者は、当時のドイツ国民の二〇〇人に一人にのぼった。

およそ現在の医療倫理とかけ離れた所業である。しかしフェアシュアーたちが陥った道が決して特殊なものではなかったと、人類遺伝学者の松原洋一（まつばらよういち）は、注意を促す。

「確かにフェアシュアーたちは、ナチスの支持を背景に非道な行為に手を染めました。しかし、断種法そのものはアメリカのインディアナ州で先行していたことからもわかるように、世界的な潮流でした。当時の感覚では必ずしも非倫理的な選択とは見なされていなかったのです。それをフェアシュアーの個人的な資質やナチスに限った特殊な事例だと捉えてしまうと、現代に生きる私たちが学べることは少なくなってしまうかと思います」

事実、日本においても戦前の一九四〇年には「国民優生法」が、戦後の一九四八年には「優生保護法」が施行された。そして、一九九六年に「母体保護法」に改正されるまでの長期間にわたり、断種手術が行われていたのだ。日本以外にも多くの国家が、第二次大戦後も長らく同様の断種を実施していた。こと断種に関して言えばドイツ以外の国も同じような道を歩んでいたということになる。

では、断種を是とする優生学者や為政者たちの当時の思想から、我々は何を教訓とすべきなのか。生命科学者の仲野徹はこう指摘する。

「確かに優生学は世界中でブームと言っても過言ではなかったので、必ずしも現代的な尺度で断罪しきれない部分もあるでしょう。ただし、子孫を残すということは生物にとっての最大の本能の一つです。強制的な断種はその権利を奪う行為ですから、やはり根本的な問題をはらんでいると言わざるをえません。おそらくフェアシュアー本人としては、憎悪や狂気にとらわれたのではなく、純粋に科学者として社会を良くするつもりで取り組んでいたのでしょう。しかし『地獄への道は善意で塗り固められている』という格言どおり、動機が善意であるからこそ、それが誤った結果をもたらしたとしても、まったく歯止めが利かなくなる。倫理学には『滑りやすい坂理論』という概念がありますが、まさに滑りやすい坂道で転んだときのように、最初のつまずきからどんどん加速度がついて、いちばん下まで転げ落ちてしまう。その典型のような例だと言えるでしょう」

こうして、「病弱者や障害者の増大を防ぐ」という〝善意〟が引き金となって、人類史上空前の組織的殺戮への道が開かれていくことになる。

「ユダヤ人」とは誰か

一九三五年には「婚姻健康法」と前後して、ユダヤ人から市民権を奪う「帝国臣民法」および、ドイツ人とユダヤ人との結婚ならびに性的関係を持つことを禁じた「血統保護法」が制定される。違反が発覚すると、禁固刑や懲役刑に処せられた。もはや合理主義的な福祉政策という建前を掲げることすらなく、ドイツ民族の血統を純化しようとする差別的イデオロギーが、いよいよむき出しになり始めたのである。

ヒトラーはドイツ民族を、人種のなかで最上位にあるとされる「アーリア人種」(根拠に乏しく、現在では疑似科学的な概念とされている)の末裔であり、とりわけ人種の混淆が少なく純粋であると主張したが、そうした倒錯的な思想が大手を振って社会の中心に躍り出てきたのだ。

もともと、遺伝学に立脚する優生学とユダヤ人などの排斥を訴える人種主義とは、必ずしも直結する考え方ではなかった。実際、ナチスが台頭するまではドイツ優生学の立役者たちも、反ユダヤ主義を科学的根拠のない風潮として批判する傾向が強かった。また、フェアシュアーが所属したカイザー・ヴィルヘルム協会の人類学・人間遺伝学・優生学研究所にも多くのユダヤ人研究者がおり、プロイセン州の断種法案作成に携わった者もいた。

だが、本来別物であった二つの思想が、ナチスのもとで結びつけられてゆく。「ユダヤ人はどこにでも住み着く」、「どこでも金もうけを始めるユダヤ人は国際的な不穏分子だ」といった主張に代表される反ユダヤ主義は、当初は世界恐慌下で経済的に逼迫したドイツ国内の不満層が陥りやすい、単なる気分に過ぎないものだった。それに、フェアシュアーらは優生学的な観点から〝理論〟武装を施していったのだ。

「異人種が移住してくると遺伝的に異質な形質が持ち込まれ、ドイツ民族が変えられてしまう。ユダヤ人が増加し、影響が大きくなることを阻止しなくてはならない」
（『遺伝病理学』フェアシュアー・一九三七年）

ナチスに同調する科学者たちが積極的に後押しを始めたことで、ユダヤ人を排斥する動きは日ごとに激しさを増していくことになる。

ところが、人種主義にもとづくユダヤ人排斥と優生学を強引に結びつけたことで、根源的な問題が浮上する。

「ユダヤ人とは誰か？」

驚くべきことに、ナチスは苛烈な差別政策を推進しながら、被差別者であるユダヤ人を明確に特定する方法を持っていなかったのである。

「ユダヤ人とドイツ人の外見は、大して差がないものなのです。ナチスにとって問題だったのは、誰がユダヤ人で誰がユダヤ人でないかを、はっきりとした客観的な基準によって確定できなかったことです」（ハンス＝ペーター・クレーナー）

そこでフェアシュアーに白羽の矢が立てられる。一九三六年、ユダヤ人問題を検討するナチス傘下の研究機関である帝国新ドイツ史研究所の委員会に顧問として招かれ、ユダヤ人を科学的に特定する方法の研究に取りかかることになったのだ。フェアシュアーは、身長、目や鼻の形、体臭、よくかかる病気など、さまざまな観点からユダヤ人とされる人々の生理的な指標をこと細かに調査した。

その成果は、一九三八年に出版した『ユダヤ人の人種生物学』にまとめられている。曰く、「ユダヤ人男性の身長は一六一～一六四センチメートルである」「ユダヤ人の鼻はカギ鼻である」「ユダヤ人は特有の体臭がある」等々。

この過程でフェアシュアーは、ユダヤ人の特徴がわかったと考えた。「ユダヤ人は他の民族と比べて、糖尿病などの発病、聾や難聴などの障害が起こる頻度が高い」というのだ。そして、「ドイツ民族の特徴の保存が脅かされないよう、ユダヤ人を完全に隔離することが必要である」と結論づけた。

「結局、彼はユダヤ人根絶に向けても協力したことになります。ナチスがユダヤ人を

隔離し、殺害することを正当化したのです」（ハンス＝ペーター・クレーナー）

変質していく優生政策

フェアシュアーがユダヤ人の〝科学的〟特定に取り組んでいる頃、一人の新人医師が研究所に赴任してきた。その名はヨーゼフ・メンゲレ。博士論文で最優秀の評価を受けた期待の新人である。フェアシュアーはすぐにメンゲレの有能さを認め、自らの後継者にふさわしいと考えた。一方のメンゲレもまたフェアシュアーを師と仰ぎ、フェアシュアーのような教授となることが目標となった。

そうしたなか、一九三九年のナチス・ドイツによるポーランド侵攻を機に、イギリス、フランスがドイツに宣戦布告。第二次世界大戦の火蓋が切られる。全面戦争への突入で医師が不足していく状況下で、断種法にもとづく政策としての不妊手術は中止され、代わりに施設や医療機関で暮らす障害者や精神疾患の患者などを直接、殺害する「安楽死計画」が、ヒトラーの指示で実施されるようになる。

本来の優生学の考え方は、自然淘汰によって行われる適者生存のメカニズムを人為的に代替し、〝遺伝的に劣等な形質を持った者〟が「生まれてこない」ように処置するというものだ。対して、社会にとって価値がないと見なした者を任意に「安楽死」させることが可能になるなら、優生学によって遺伝の仕組みを解明したり、望ましい形質を得るための生殖管理の技術を開発したりする必要そのものがなくなってしまう。

それまで曲がりなりにも学問として研究されていた優生学の存立根拠は、ナチスが安楽死計画に踏み出した時点で完全に破綻した。しかし、そのような学問の変質に異を唱える者が現れることはなく、科学者たちは国家と民族のためにという大義名分のもと、むしろ戦争状態を利用し、平時には許されなかった非人道的な〝研究〟に邁進していく。

収容所で行われた「強制採血」

一九四二年、フェアシュアーは、かつて人間遺伝学部の部長を務めたカイザー・ヴィルヘルム協会の人類学・人間遺伝学・優生学研究所所長に、四六歳で就任する。

大きな権限を得たフェアシュアーは、より〝科学的〟かつ〝簡潔〟に、ユダヤ人を特定する手段を開発すべく、大規模な研究に取りかかる。

そのターゲットとなったのが、血液だった。フェアシュアーは「人種によって血液中のたんぱく質に違いがあるのではないか」という仮説を立て、ユダヤ人に特有のたんぱく質を発見しようと考えた。

「彼は人種診断を客観化して、血液テストで簡単にユダヤ人を確認できるようにしたかったのです。つまり人種の証明を、外見のみに依存させないことを考えました」（ハンス＝ペーター・クレーナー）

この研究には、大量の血液が必要となる。ユダヤ人はもちろん、比較のためにさまざまな人種の血液を入手しなければならなかった。

そんな折、弟子のメンゲレがアウシュビッツ強制収容所へ赴任することが決まる。もとはポーランド南部のオシフィエンチム市郊外にあった兵営をドイツ軍が接収し、一九四〇年から利用が始まった領内最大の収容施設だ。メンゲレが配属された一九四三年の時点では、ユダヤ人をはじめ、ポーランド人、ソ連軍捕虜など、一四万人もの人々が収容されていた。

収容所の医師となったメンゲレは、フェアシュアーの命令のもと、収容者たちからありったけの血液を集めた。ある者は、一日に二度も三度も採血された。血液がなくなるまで採血され、しぼんだビニール袋のようになって倒れた者もいたという。

一般市民の目から遮断された収容所内での〝研究〟は非道を極め、抵抗することは許されなかった。メンゲレが採取した血液標本には人種や年齢、性別が記され、フェアシュアーのもとへ次々に届けられた。

フェアシュアーは、報告書にこう記している。

「私の助手であり共同研究者のメンゲレ医師が、血液標本を続々と届けてくれている。さまざまな人種からなる二〇〇人以上の血液標本が集まった」

やがてメンゲレは、血液のみならず、フェアシュアーの興味を引きそうな人体の他の部位、たとえば眼球や内臓、骨格なども手に入れようと考え、収容者たちの殺害を開始する。アウシュビッツは、〝人体試料の生産工場〟と化した。

フェアシュアーが同僚にあてた当時の手紙には「私の特異性たんぱく質についての研究が、ついに決定的な段階に達しました」と、その成果が嬉々とした様子で報告されている。「遺伝子」がＤＮＡの塩基配列などによって表現される遺伝情報であることが知られていなかった時代であることを考慮すれば、血液を分析することで生物学的な差異を判別しようと試みたフェアシュアーの着眼は、ある意味では先駆的であったと言えるのかもしれない。ただし、そもそも「ユダヤ人」という概念は「日本人」が人種ではないのと同じ意味において人種ではなく、あくまでも文化的・宗教的・歴史的な括りである。それを科学的・生物学的に特定できると思い込んだところに論理的破綻があった。

さらに言えば、「人種」の定義も問題になるはずだが、ナチスも、その意向を汲み取ったフェアシュアーも、生物学的には曖昧な部分を残している「人種」という概念を突き詰めることなく、自明なものとしたのである。はじめから、前提として「優秀なドイツ民族の純血を守るためにユダヤ人を殺戮すべし」という大方針があったからだ。

「このプロジェクトは、誇大妄想でしかありませんでした。科学的な事実というよりも、フェアシュアーの願望がもとになったものでした。彼の研究は、倫理的に非難されるべきもので、科学と呼べるようなものではなかったのです」（ハンス＝ペーター・

クレーナー）

なぜフェアシュアーは科学者としての道を踏み外し、非人道的な殺戮行為に加担していったのか。

「今から見ると荒唐無稽な話だとは思いますが、彼の信念や思い込みと、科学者としての好奇心や探究心がない交ぜになって、当時の政治的状況下で、どんどん暴走していったと言うしかありません。科学者がいろいろなことを証明していくためには、大きなスポンサーが必要です。そこにナチスという〝理解者〟が現れ、自分のやりたいことを全部支援してくれて、弟子のメンゲレをはじめ、同じようなことを考えている人ばかりが周囲に固まって共犯関係が確立する。そこで名声を得て、権力者たちがお墨付きを与えてくれるという状況になれば、科学者が良心を保つのは非常に難しくなるでしょう。少なくとも反対意見を言いやすい状況ではなかったはずです。言ったことによって、自分自身の命が危うくなることもある。もしそのような状況に置かれたときに、自分が絶対に抗えるかどうかは、現代の科学者であっても決して確信は持てないのではないでしょうか」（松原洋一）

裁かれなかった「科学者の戦争犯罪」

一九四五年一月二七日。

アウシュビッツ強制収容所は、東部戦線におけるソ連軍の反攻によって解放された。西部戦線でも米英軍などの猛攻が続き、連合国軍は四月になるとドイツの首都ベルリンに迫る。敗北を悟った総統ヒトラーは、四月三〇日に自殺。後継に指名されたカール・デーニッツ海軍総司令官のもとで、五月七日、ドイツは連合国への無条件降伏を受け入れた。

敗戦と同時に、それまで権勢を誇っていた科学者や医師たちは一転して戦争犯罪人となり、追われる身となった。

障害者の人体実験を繰り返したカール・シュナイダーは、自らが手にかけた精神疾患の患者の名前を騙って精神科病院に潜伏するも、発覚して連合国軍に逮捕され、一九四六年に自殺。

障害者の安楽死計画を実行したカール・ブラントは、アメリカがニュルンベルクで行った戦犯法廷（「医者裁判」と呼ばれる）にかけられ、有罪判決を受けて一九四八年、絞首刑に処せられた。

フェアシュアーの愛弟子であったメンゲレは、解放直前にアウシュビッツ強制収容所を脱出し、占領軍の捜索から逃亡。南米へ落ちのび、名前を変えて転々と隠れ住みながら、一九七九年にブラジルのサンパウロ州で海水浴中に溺死するまでの三四年間、逮捕に怯える日々を過ごした。

一方、フェアシュアーは人体実験に関与していたことを示す書類を破棄し、自らが不利となる証拠を隠滅する。

ナチスの人種主義政策に加担したカイザー・ヴィルヘルム協会の人類学・人間遺伝学・優生学研究所の所長として、フェアシュアーもアメリカ軍の諜報部隊に連行され尋問が行われたが、「アウシュビッツで何が行われていたのか、私は一切知らされていなかった」と証言し、解放された。一九四六年五月にはアウシュビッツとフェアシュアーのつながりを告発する新聞記事が出て、フェアシュアーは再び拘束され調査される。だが、自らは直接収容所に赴くことなく、メンゲレらに血液収集を命じただけだったフェアシュアーの関与を、完全なかたちで立証するのは困難だった。
結局、フェアシュアーはナチスの犯罪の〝指導者〟ではなく〝追随者〟と判定され、六〇〇ライヒスマルク、およそ四五万円の罰金のみで許され、釈放された。
「アウシュビッツで起きていたことを彼が知らなかったというのは、まずありえないと思います。証拠となるものがまったく出てこなかったわけですから、つまり隠滅していたということになります。法律で裁くことの限界かもしれませんが、どうしようもないですね」（仲野徹）
「彼は自らの手を汚さない犯罪者です。同じように、カール・ブラントも誰一人として自分の手で直接殺していませんが、処刑されました。私はフェアシュアーも同じように裁かれるべきだったと思っています」（ハンス＝ペーター・クレーナー）
いかに直接関与の証拠が見つからなかったとしても、戦前からの主張や地位を鑑みれば彼が単なる〝追随者〟でなかったことは明白だったはずだ。なぜフェアシュアーは刑罰を免れることができたのだろうか。
「本来ならフェアシュアーの罪は許されていいわけがないし、少なくとも道義的な責任は非常に大きかったと思います。ただ、このケースはもう少しバックグラウンドがあって、おそらく連合国側の意向が大きかったのでしょう。特にアメリカは、ナチス以前は世界で最も優生学を推進していた国だったわけです。ですからフェアシュアーの優生政策への参与を裁いていけばいくほど、自分たちに火の粉が降りかかってくることになる。実際、フェアシュアーの研究に対しては、戦前にアメリカのロックフェラー財団がかなり高額の研究費を拠出していました。ですから連合国側も、フェアシュアーについてはあまり踏み込めなかったのではないでしょうか」（松原洋一）

名誉回復と社会復帰、そして学界トップへ

無罪とはなったものの、ナチス時代に誰よりも積極的に優生学的・人種主義的イデオロギーで科学者たちを扇動していたフェアシュアーは、釈放後しばらく公職に就くことを禁じられた。

しかし、戦勝国アメリカとソ連との間で冷戦の緊張が高まるにしたがって、ヨーロッパにおける東西対立の最前線ドイツの帰趨（きすう）が大きな焦点となる。西側にとって

は、自陣に取り込むためにもドイツの復興が急務だった。親ナチ的な過去の言動に目をつむってでも、優秀な人材を集める必要があった。

情勢の変化を見たフェアシュアーは、復職に向けて動き始める。かつての同僚たちに働きかけ、自身を擁護する建白書を提出してもらった。こうして、ドイツが東西に分裂した一九四九年、フェアシュアーの名誉回復が実現する。

「フェアシュアーは科学者としては有能な人物だったのでしょう。それに加え、戦中から戦後にかけてドイツの科学界・医学界から優秀な才能が追放されたり亡くなったり、あるいはアメリカに渡ったりしたために人材が払底していた。フェアシュアーの社会復帰には、そういったことも背景にあったのではないかと思います。彼の罪としては、ナチスの残虐行為に科学的なお墨付きを与えるような誤った信念にもとづいた研究を行ったこと自体はもちろんですが、時の政治権力やイデオロギーに積極的にすり寄っていったことが非常に大きい。国家と科学がこういうかたちで結びつくと、もはや正当に裁くことさえ不可能になってしまうのです。フェアシュアーの事例は、それがとても危険なことだということを私たちに教えてくれます」（松原洋一）

一九五一年、フェアシュアーは名門ミュンスター大学に迎え入れられる。そこで新設された人類遺伝学研究所の所長に就任。翌年には、ドイツ人類学協会の会長に上り詰める。以後のフェアシュアーは、ナチス時代の過去については一貫して沈黙を守り、学界トップの地位を守り続けた。

「なぜ戦後も権力の座に居座り続けることができたのか、不思議ではありますね。ただ、もしかするとフェアシュアーは、どこかで自分は正しいと信じていた可能性もなくはない。逆に、苦悩に満ちて生きていたのかもしれません。あるいは自分の記憶から戦中のことをなかったことにしていたのかもしれません。本当のところはまったくわかりませんが」(仲野徹)

敗戦から二三年が経った一九六八年。

フェアシュアーは故郷ゾルツで、家族と休暇を過ごしていた。その帰り道、車にはねられ意識不明の重体に陥る。一一か月間の昏睡状態を経て一九六九年八月、家族に見守られてこの世を去った。その死を悼み、ヴェストファーレン新聞八月二七日号には、きわめて好意的な追悼記事が寄せられている。

「オトマール・フォン・フェアシュアー教授は信仰心が篤く、模範的な人物であった。彼はどんな困難においても理解に満ち、寛容だった」

はたしてフェアシュアー自身は、ナチス時代の自らの行いをどのように内省し、戦後の生活を送ってきたのだろうか。

「もし彼が事実をすべて話していたら、そのキャリアは終わっていたことでしょう。私はフェアシュアーが反省していたか、罪の意識を感じていたかについて疑いを持っています。むしろ自分の行いに誇りを持ったまま墓場に行ったと思っています」（ハンス＝ヴァルター・シュムール）

遺伝によって人間に優劣をつけることで、未曽有の大量虐殺の引き金になった優生学。その罪は、はたして二一世紀の現在、「もう過ぎ去ったこと」だと切り捨てられるものなのだろうか。

二一世紀に蘇りつつある「新たな優生学」

フェアシュアーの死後、遺伝の研究は飛躍的に発展する。とりわけ、ジェームズ・ワトソンとフランシス・クリックが一九五三年にＤＮＡの「二重らせん構造」を発見し、分子生物学が生命科学の主流となって以降、遺伝子の具体的な働きが次々と明らかにされるようになった。

血液の設計図となる遺伝子、筋肉の設計図となる遺伝子など、ＤＮＡに書き込まれたさまざまな遺伝情報から、たんぱく質の合成を通じて生物の身体構造が作られていく基本的なメカニズムが解明された。それだけでなく、今日では病気や障害の原因となる遺伝子も発見され、医療の現場にも応用されている。

こうした遺伝子を調べることで、胎児に病気や障害がないかを診断する出生前検査も、きわめて高度なレベルで可能になってきた。

たとえば、最新のＤＮＡ解析装置である「次世代シーケンサー」を使えば、ヒトのすべての遺伝情報（ＤＮＡの塩基配列）をわずか一日で解読できる。この技術を使って、妊婦の血液中に含まれる胎児のＤＮＡを分析すれば、簡単な血液検査だけで染色体異常の可能性がわかるようになった。

二〇一七年現在、日本でこの方法による検査を受けた人は三万人以上にものぼる。ダウン症などを引き起こす染色体異常の可能性が見つかり、精密検査で異常が確定した妊婦の九割以上が、人工妊娠中絶を選択している。これは、二〇世紀の諸国家が行った「断種」と同様、〝望ましくない〟子供が生まれてくることを未然に防ぐ営みに他ならない。

人類遺伝学者の松原洋一は臨床現場での実体験から、将来的な不安を表明する。

「私自身も、出生前検査に関わったことは何度もあります。重症な遺伝病のお子さんがいるご夫婦が、次の子を考えるとき、あるいはすでに妊娠された場合に、今度は健康な子供がほしいと思うのは自然な感情です。そこで、出生前検査を受けるか受けないかという時点から、ご夫婦の苦渋の選択が始まっていると思います。しかし安易な出生前診断が横行したり、国が強制したりするようなことになれば、そこから新たな優生思想が生まれてくる可能性があると思います」

もちろん現在の出生前診断と、本人の同意なしに強制的・恒久的に生殖能力を奪ったナチスの非人道的な行為とはまったく別の次元の話だ。

だが、優生政策が本来は社会福祉を目的としたものだったように、制度が個人の「生命の選別」に結果的に影響を与えかねないような動きは、すでに始まっているという。

「たとえばアメリカのカリフォルニア州では、現在、医師が妊婦さんに出生前診断を勧めなければなりません。診断の費用は全部、州が出すことになっています。背景にあるのは、ダウン症のお子さんの出生が少なくなると医療費が節減できるという経済の論理です。もちろん、制度上は検査を受けるか受けないかは、あくまで本人の自由意思です。しかし、検査を受けないこと自体が周りから〝無責任だ〟と非難されるような時代にならないとも限りません。そういう病気の方への差別意識を醸成しかねない危険性を秘めていると思います」（松原洋一）

「生命の選別」に抗う道は

さらに、生命の在り方自体を大きく変える技術も生まれている。

二〇一五年、中国でヒトの受精卵への遺伝子操作が行われた。具体的には、特定の遺伝子を切断して働かなくさせたり、別の遺伝子を組み入れたりする「ゲノム編集」の技術を使って、血液の病気に関する遺伝子を操作したという。二〇一七年にはアメリカの研究チームもヒト受精卵のゲノム編集に成功した。実用化まではもはや時間の問題だと指摘する科学者もいる。

人類は、ゲノムという生命の設計図を自在に操る力を手に入れつつある。そうなると〝望ましくない〟形質の発生を抑えるばかりでなく、近い将来には〝望みどおりの〟人間を作り上げることも可能になるかもしれない。かつてSF作品で描かれたような遺伝子操作によるユートピアあるいはディストピアの出現が、今やリアルな生命倫理の問題として浮上しつつある。

「多くの遺伝病には、治療法がありません。もともと持って生まれた遺伝子に、正常とは少し違った部位があり、それが作用して恒常的に病気になっていくからです。つまり通常の医療行為では〝治す〟ことができない。しかし、遺伝子のその部分を書き換えることができれば、病気をすべて治すことができる。遺伝性の難病の患者さんにとっては、夢のような治療法になる可能性があります。しかし将来的にはそうした範囲を超えて、たとえば背を高くするとか容姿を美しくするなど、通常の意味での〝治療〟を超えたニーズへの対応が、遺伝子医療に求められるかもしれません。仮にそういうところまで踏み込んでいくと、もはや神の領域になります。これは非常に恐ろしいことではないでしょうか」（松原洋一）

歴史家のハンス＝ヴァルター・シュムールも次のように警告する。

「ゲノムを変えることは、一方では治療的処置のためですが、他方でゲノムを最適化することでもあります。この二つを分離することはできません。このことは『人間はそれ自体として存在する』という人間の条件の侵害です。根の深い侵害ですが、私の観察によると、今のところ真剣に討論されてはいません。人間の歴史の重要な一コマであるにもかかわらず、です」

かつての優生学は、フェアシュアーのように、国家権力と結びついて個人の自己決定権を侵害する行為を正当化した。では現代の、個人の幸福追求権に立脚した〝自由意思による優生学的措置〟であるならどうだろうか。実際、個人主義・自由主義の土壊が根強いアメリカを中心に、そのような未来をもたらすバイオテクノロジーの発展が期待されている。松原は、現在のヒトの遺伝子には人類の何万年という進化が刻まれていることを引いて、これに懸念を示す。

「私たち人間が、今の時代の価値観で〝優れた遺伝子〟と〝劣った遺伝子〟を区別するということ自体に、大きな問題があると思います。実際、次世代シーケンサーで一人ひとりの遺伝子を隅から隅まで読んでみると、どの人にも必ず遺伝子の欠陥が何十個もあるということがわかってきました。つまり、遺伝子が〝正常〟か〝異常〟かという観点から優劣を区別しようという考え自体が、科学的には間違っているのです。さらに、現代の環境においては〝良い〟とされる遺伝子が、一〇〇〇年後、二〇〇〇年後の地球でも〝良い〟かどうかはわかりません。一つ例を挙げれば、アメリカ先住民のピマインディアンと呼ばれる人たちは、アメリカ大陸の非常に乏しい食糧環境のなかで何千年も生き抜いてきた遺伝子を持っています。しかし、現代のアメリカの食生活では、彼らの多くが重度の肥満になり、糖尿病に悩まされています。でも、もし地球環境の変動で将来的に深刻な食糧危機が訪れたとしたら、おそらくピマインディアンの人たちのほうが、生き残れる可能性が高いわけです。ですから、ある一つの遺伝子の型が良いのか悪いのかは、さまざまな環境条件の変化によって容易に逆転してしまうことがある。それを現代の人間のその場限りの浅知恵で書き換えてしまうと、私たちの子孫に禍根を残す可能性もあるわけです」

生命科学者の仲野徹は、生命の摂理を人間の短絡的な思考にしたがってゆがめることなく、我々が完全には計り知ることのできない自然の在り方を尊重すること。それこそが新たな優生学の暴走を防ぐ道だと説く。

「多くの人がダウン症の出生前検査を受けるようになったとしても、それを受けない選択をする人は必ずいます。そのような状況にあっても、ダウン症の子供に対して今までと同じように社会が温かく見守れるかどうか。選択ではなく、もともと自然の産物である生命というものの偶然性を、人間の都合で刈り込んでいいのかどうかという点が問われるのではないでしょうか。おかしな表現かもしれませんが、どんな子供が生まれてくるかわからないからこそ、子育ては面白いと言える。偶然性に左右されているからこそ、親は自分の子が思いどおりにならなくても我慢できるし、愛おしいとも思える。そういう予測不可能性を抑圧して、生命の在り方まで自在に選べるような状況を、はたして幸せと言えるのか。特定の遺伝的形質を〝優れている〟〝劣っている〟と社会の側が決めつけることなく、可能な限り多様性を認め合い、受け入れる。遺伝学の発展は、むしろそういう社会を築くためにこそ活用していくべきなのではないでしょうか」

「忘却」を超える力

ナチスを率い、人類の淘汰を進めたアドルフ・ヒトラーは、「大衆の理解力は非常に小さく、忘却力は非常に大きい」という言葉を残している。

だが、ドイツの人々は、決して忘れてはいなかった。


一九八五年、ベルリン自由大学オットー・ズーア政治学研究所の一人の研究者が、自分の働いている建物がかつてカイザー・ヴィルヘルム協会の人類学・人間遺伝学・優生学研究所だったことを知る。フェアシュアーが所長を務め、アウシュビッツにいた弟子メンゲレから送られてくる血液や人体標本を受け取っていた研究所だ。

関心を持った研究者が古いファイルケースを丹念に調べたところ、研究所とアウシュビッツとのつながりを示す断片的な文書が発見される。歴史に埋もれていたフェアシュアーの過去が、再び焦点となった。

カイザー・ヴィルヘルム協会の後継機関マックス・プランク協会は、当初、カイザー・ヴィルヘルム協会とナチスとの直接的な結びつきを否定していた。だが、三年間にわたる調査と議論を経て、一九八八年、建物の入り口に碑文が掲げられる。

「フェアシュアーは、ナチス・ドイツの非人道的な政策に科学的根拠を提供し、淘汰と殺人にも積極的に関与した。この犯罪は贖（あがな）われないままである。科学者たちは、その学術研究の内容と結果に、責任を持たなくてはならない」

一九九七年にはマックス・プランク協会が、フェアシュアーをはじめ過去に在籍した研究者たちとナチスとの関わりを調査する計画をスタートさせる。二〇〇〇年に中間報告がまとまると、翌二〇〇一年、「生物学研究と人体実験　アウシュビッツとのつながり」というシンポジウムを開催。この場で、当時の会長フーベルト・マルクルは犠牲者に対し謝罪を行った。

「科学の名において犯されたこの犯罪の犠牲者に謝りたい。当時何が起きたのかを全力を挙げてすべて解明し公表すること、そして明らかになった事実を警告として決して忘れず、教訓とすることが重要だ」

マルクルの謝罪の言葉は、こう締めくくられる。

「謝罪の最も誠実な方法は、罪を明白に示すことである」

二〇〇五年、マックス・プランク協会の調査チームは、八年に及ぶ研究成果を全一七巻からなる『ナチス時代のカイザー・ヴィルヘルム協会』として出版した。

歴史家のハンス＝ヴァルター・シュムールは、この調査チームのメンバーである。

「オトマール・フォン・フェアシュアーという人物がどう考えいかに行動したのか、長らく調査を続けてきてようやく、私は彼の行動原理がわかってきたと感じています。フェアシュアーはナチスに、優生学を現実化する力、彼にとってのユートピアをこの世界に創造する力があると信じていました。ナチスは、彼の学問を実現してくれる強大な力でした。恐らく彼は、純粋に自分の学問を実現したいと行動していたのです。現代の我々がこれを理解するのは非常に難しいと思います。しかし私たちは調査と研究を続けなければなりません。純粋な学問が特定の思想や価値観と結びついたとき、いかに危険なものとなるのか。自身の思考の枠組みに捉われ現実の非道から目を背けることが、いかに恐ろしい結果を生み出すのか、心に焼き付けるために。重要なのは、学問それ自体に任せないことです」

第2章
〝いのち〟の優劣　ナチス 知られざる科学者

一九五〇年代、脳の一部を切ることで精神疾患の患者を
〝治療〟するという「ロボトミー」が世界中で大流行した。
手のつけられない症状を外科的に抑える
〝奇跡の手術〟ともてはやされたのだ。
だが、術後の患者の多くは症状の軽減と引き換えに、
人格の変容、運動能力の大幅な低下など
重い後遺症に苦しむことになった。
現在では精神医学の世界でタブーとされる
〝悪魔の手術〟ロボトミー。その顛末を追う。

第3章

脳を切る
悪魔の手術ロボトミー

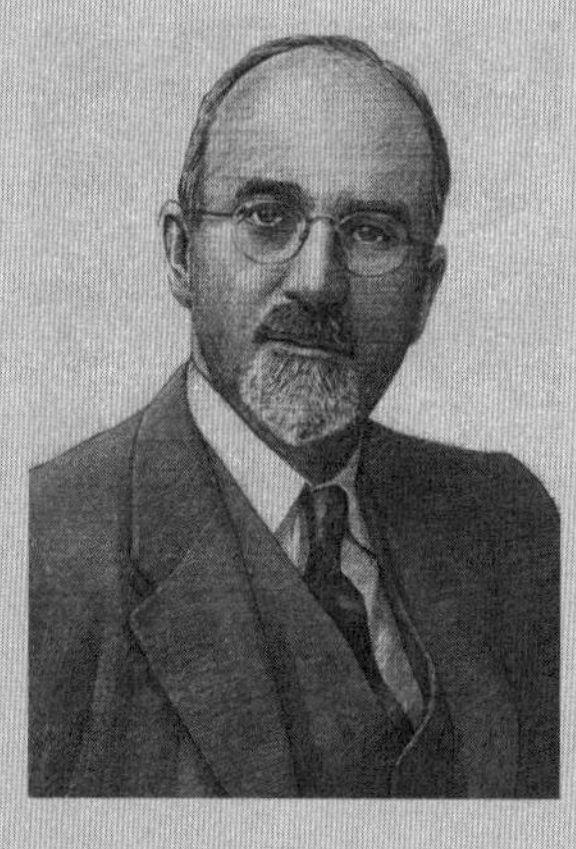

ウォルター・
フリーマン
（精神科医）

アメリカ初の「精神外科」手術

アメリカの首都、ワシントン。

その中心部にあるジョージ・ワシントン大学病院で、今からおよそ八〇年前の一九三六年、歴史的な手術が行われた。脳にメスを入れ、精神疾患を外科的に治療しようという、アメリカで初めての手術である。

患者は当時六三歳の女性。病名は「激越型うつ病」。精神疾患のひとつで、常に激しい不安感や焦燥感に襲われ、激しく取り乱すような様子を見せる。暴力を振るったり家具を壊したり、家族では到底支えきれない。自殺の衝動に駆られることもしばしばあるという重篤な症状だった。

患者に麻酔を施し、手術が始まった。頭蓋骨の側頭部にドリルで穴を開け、長いメスを差し込み、脳の前頭葉と呼ばれる部位に繋がる神経線維の一部を切った。

手術後に目を覚ました患者は、まるで別人のようになっていた。気分を問われ、穏やかな表情でこう答えたという。

「とても安らかな気分です、先生。なぜ今まであんなに不安だったのかしら」

患者は、このあとすぐに退院した。


この手術の指揮を執ったのが、精神科医のウォルター・フリーマンである。フリーマンは以後、数千人の脳を切っていくことになる。

二〇世紀前半、医療は格段の進歩を見せていたが、精神疾患に対しては有効な治療法がほとんどなく、不治の病に近い状態だった。

フリーマンの手術の〝成功〟は、こうした状況に風穴を開けるものと期待され、心の病も外科手術によって治療できるという「精神外科」の時代を切り開く画期的なものだと讃えられた。

投薬治療が普及し、また一方で精密な脳外科技術が発達した現在の知見に照らして見れば、当然ながらその術式はあまりに粗雑なものである。だが、精神疾患をめぐる当時の社会状況も相まって、ロボトミーは、世界的規模で広がっていく。

その中心にいたフリーマンは、いったいどのような人物なのか。

祖父への憧れから精神医学の道へ

ウォルター・フリーマンは一八九五年、アメリカの東部、ペンシルベニア州フィラデルフィアの裕福な医者一族の長男として生まれた。第2章で取り上げたオトマール・フォン・フェアシュアーより一歳年上の、同世代人である。

少年期の彼はあまり大勢の友人を作らず、一人で読書をしたり行動したりすることが好きな、孤独を愛する性格だった。他人の意見に耳を傾けることにはあまり関心がなかったという。写真が趣味で、カメラを持って外に出てはさまざまなものを撮るのが好きだった。そんな少年時代の気質は、大人になってからも患者の容態の変化を丁寧に記録するなど、医師としてのフリーマンの土台を作ったと言えるかもしれない。

ウォルター少年のレンズは、しばしば彼が尊敬してやまない祖父に向けられた。祖父の名は、ウィリアム・キーン。世界で初めて脳腫瘍の摘出に成功し、医学界で名を馳せた脳外科医だ。第三二代大統領フランクリン・ルーズベルトの主治医も務めている。

フリーマンの評伝『ロボトミスト』を書いたジャーナリストのジャック・エル＝ハイは、そんな祖父への憧れが、医学を志した彼の根本的な動機であったと説く。
「フリーマンはとても好奇心旺盛で、賢い少年でした。彼の父も医者でしたが、仕事よりもプライベートを優先する人物だったので、少年の尊敬は、素晴らしい業績を持った名誉ある人物である祖父キーンに向かいました。フリーマンにとって、祖父は人生のお手本だったのです。自分も同じように医学の道で社会的な名声を得たいと、強く願うようになりました」

フリーマンは、アメリカ東部を代表する名門エール大学を優秀な成績で卒業。ペンシルベニア大学の医学部を経て、さらにヨーロッパの医学研究大学院に進学する。そこで専門として選んだのが、精神医学だった。

フリーマンが医学生として過ごした一九一〇～二〇年代、精神医学の世界ではフロイトが創始した精神分析学が隆盛をきわめていた。神経症と呼ばれていたさまざまな症状の原因が〝無意識の抑圧〟にあるとする仮説にもとづき、催眠や夢分析によって治療を行うというものだ。

しかし、それだけでは到底、軽重さまざまな症状のすべてを治療できるはずもなかった。確たる原因も有効な治療法もわからない精神疾患にどう対処するかが、当時の臨床現場では大きな問題となっていた。

おそらく脳外科という祖父の専門分野への関心も強かったフリーマンは、未開のフロンティアだった精神医学の領域へと、自然に誘われていくことになったのである。

当時、精神疾患の患者を抱える家族の悩みは想像を絶するものがあった。患者のなかには一日中壁をじっと見つめていたり、身体を曲げたままだったりする者が少なくなかった。焦燥感が高まると大声を出したり、激しい暴力を振るったり、自殺を試みたりと、とても家族では対処できなかった。

さらには、そうした患者に注がれる周囲や社会からの差別的な眼差しもあった。家族の多くは、患者を入院させることでひとまず心の安寧を得た。

しかし、二〇世紀前半の精神医療のレベルは今とはかけ離れたものだった。入院した患者たちは、狭い部屋に押し込められたり、暴れる者は拘束されたりした。一度入院すると退院できることはまれで、精神科病院は「絶望の施設」と呼ばれていた。むろんそれは患者にとっての絶望だが、同時に医師たちも深い絶望感に苛まれていた。

なすすべがほとんどなかったからである。

トロント大学教授で、精神医療の歴史に詳しい医学史家のエドワード・ショーターは、このように語る。

「当時の精神科病院は、いわば単なる大きな倉庫でした。ごくわずかな医者に対して非常に多くの患者がいて、なかにはベッド数が六〇〇〇から七〇〇〇に及ぶ巨大な病院もありました。院内では治療と呼べる行為はほとんど行われておらず、実際には自殺したり他人を傷つけたりすることのないよう〝保護〟する。つまり社会から隔離することが目的だったのです。とても、治療施設と言えるものではありませんでした」

数少ない治療も非常に粗雑で、命の危険を伴うものだった。

たとえば、インスリンを継続的に注射することで強制的に患者を低血糖状態にして昏睡状態に導き、統合失調症などの症状を軽減できる、とするインスリン・ショック療法。

あるいは頭部に電流を流して人為的に痙攣を起こさせる電気ショック療法。これは統合失調症や重度のうつ病患者の症状軽減に一定の効果があったとされるが、拷問のような苦痛を与えるだけでなく、激しい痙攣を引き起こすため背骨を折る患者もいたという。

わざとマラリアに感染させ、高熱状態にするといった非人道的なものまであった。

当時の精神科病院は、精神を病んだ患者の治療のためというよりも、彼らの世話に手を焼き、倦み、手に負えなくなった家庭や社会が、いわば合法的に厄介払いをするための施設といっても過言ではなかった。

この時代が、第2章で見たとおり、優生学の隆盛期だったことも見過ごせない。精神疾患の患者が各国の優生政策の主たる標的になっていたことからも明らかなように、彼らは人権の制限もやむなしとされ、社会から排除しようとする圧力が働きやすい存在だった。

フリーマンが身を投じ、医師としてのキャリアを積んでいこうと志したのは、そんな世界だった。

医学研究大学院を卒業したフリーマンは、一九二四年にワシントンに移住。アメリカ最大の精神科病院であったセント・エリザベス病院に着任し、すぐさま二八歳の若さで病院の研究所長に大抜擢されている。

この異例の抜擢は祖父による肝煎りの人事だった。期待に応えるべく、フリーマンは精神医学の研究にのめり込んでいくことになる。

理化学研究所脳科学総合研究センターの加藤忠史(かとうただふみ)は、同じ問題に取り組む現代の精神科医として、当時のフリーマンの心境を、こう推し量る。

「現代でさえ、精神疾患の患者さんは三つの苦しみを抱えています。それは、病気の苦しみ、副作用の苦しみ、理解されない苦しみです。たとえば、重症のうつ病の場合には地獄のような苦しみがありますが、その苦しみを軽減するために飲む薬にも副作用がいろいろある。その上、『気の持ちよう』だとか、『いつまで薬に頼っているんだ』といった周囲の無理解が、さらなる苦しみを加えます。当時とは比べものにならないほど治療環境が改善されて薬が使えるようになった現代でも、この三つの苦しみは大きいのに、精神医学がはるかに未熟だった時代の患者さんやご家族の苦しみは、想像を絶するものがあります。それを見たフリーマンは『自分が何とかしなければいけない』と、強く思ったことでしょう」

ある学会発表がもたらした光明

フリーマンは、精神疾患の原因が何らかの脳の異常に求められるのではないかと考えた。人間の精神活動を司る臓器が脳であろうことは、古代ギリシャ時代から推測されていた。一九世紀初頭には、第1章で取り上げたジョン・ハンターとも同時代を生きたドイツの医師フランツ・ヨーゼフ・ガルが、脳の解剖学と神経の生理学を結びつけ、脳の特定の部位が精神活動に関わる特定の機能を担っているとする「脳機能局在論」を唱えている。

以降、肉体から独立した高次元にあるものとして魂の実在を信じるキリスト教的な心身二元論は廃れ、精神活動の実態を脳内の電気化学的な反応だと考える唯物論的な世界観が、次第に支配的になっていく。二〇世紀になると、第一次世界大戦を通じて、銃弾の貫通などで脳を部分的に損傷した患者が心身の機能をどのように喪失するかという知見などが蓄積されていく。精神疾患の原因を脳の何らかの異常にあると考えること自体は、ごく当然の発想となっていた。

フリーマンは病院内で死亡した患者たちの脳の解剖に明け暮れるようになる。しかし取り出した脳の形態に、特に変わったところは見つけられなかった。すでに機能を停止した脳への解剖学的なアプローチでは、精神疾患の原因を明らかにするための糸口さえつかむことはできなかったのである。

一九三五年、ロンドンで開かれた国際神経学会がフリーマンの人生を変える。アメリカのエール大学の研究チームが、チンパンジーの脳の前頭葉の一部を切ると凶暴性が収まると報告、それに対してある質問が投げかけられたのだ。

「その実験を応用すれば、人間を救うことができるのではないか」

発言したのは、アントニオ・エガス・モニスというポルトガルの神経科医だった。モニスはさっそく外科医と協力して人間への応用に取り組み、精神疾患を抱える患者二〇人の脳の一部を切ったことを、翌年の学会で発表する。

モニスが注目したのは、大脳の前部を占める前頭葉が運動や理性を司るとされていたことだった。その前頭葉から大脳辺縁系の視床（ししょう）へ信号が過剰に伝達されると、不安や強迫観念が起き、問題行動を起こすと考えたのだ。そして、その連絡回路に当たる、神経線維が集積している白質と呼ばれる部分を切ることにしたのである。

この術式を、モニスはラテン語で「ロイコトミー」（前頭葉白質切截術）と名づけた。論文によると、およそ七割の患者の症状が、治癒したか改善に向かったという結果が報告されていた。精神疾患を外科手術で治療しようとする、「精神外科」の始まりだった。

フリーマンはこの結果にいち早く飛びついた。彼の自伝には「ここには、具体的な何かがある。将来の見通しが開けてきた」と、モニスの発表に出会ったときの興奮が書き記されている。

「フリーマンは精神疾患というやっかいな病を解決する治療法を探し続けていました。モニスの論文は、その扉を開けるためのカギになると思ったのです。これで祖父のような偉業を残せるかもしれないと、彼は興奮したに違いありません」（ジャック・エル＝ハイ）

「ロボトミー」登場の衝撃

フリーマンはすぐにヨーロッパからロイコトミーのために特別に作られた長いメスを取り寄せる。神経外科医のジェームズ・ワッツと協力して死体でロイコトミーを試し、自分たちなりの手術方式を工夫していった。こうして、一九三六年九月、彼らは冒頭に記したアメリカ初の精神外科手術を行ったのである。

その後、フリーマンとワッツは四か月間で六人の重篤な患者に脳の手術を行う。六人のうち三人が退院。それまで治る見込みのないと言われていた患者が社会復帰を果たした。

モニスが前頭葉の一部分を切ったのに対して、二人は、前頭葉と視床の間の神経線維を切断する方法にたどり着く。より簡便で、同じ効果が得られるはずだと考えたのだ。フリーマンは自分たちの手術方式に、新たに「ロボトミー」という名前をつけた。ラテン語でＬＯＢＯは「頭葉」（大脳皮質）、ＴＯＭＹは「切る」という意味だ。

脳神経外科手術の世界的権威である東京女子医科大学の平孝臣（たいらたかおみ）は、ロボトミー登場の意義について、現在の視点からこう評価する。

「フリーマンのすごさと言えるのは、それまで手術で治せるなどとは考えられなかった神経疾患や精神疾患を、メスを入れることで治せる可能性があるかもしれない、と示したことでしょうか。『心の病』という言い方は、心がけ次第で何とかなるという誤解を招きます。しかし、脳という臓器の一つが病気になった状態が神経疾患や精神疾患であり、それらに外科的に対処してみせたことで、多くの人々の認識に揺さぶりをかけたのは事実だと思います。もちろん統合失調症など精神疾患の多くは今でも外科的には治療できませんが、一方でパーキンソン病などの神経疾患に関しては、手術で症状を改善することができるようになってきました。あるいは、手が震えてしまって自力でご飯を食べられないとか、プロのミュージシャンで楽器を弾こうとすると手が動かなくなるといった症状があるジストニアという病気があります。我々現代の脳外科医は、そういった症状で三〇～四〇年も悩んでいるような患者さんに対して、脳の悪いところを電気で焼いて治すといった手術を行います。てんかんも以前は三大精神病の一つと言われたことがありましたが、ある種のてんかんは脳の器質的な病気であることが判明し、手術で治すことができるようになりました。ただし脳は非常に細かい神経線維が複雑に絡まり合った塊なので、現代の脳外科手術では治療器具を機械で固定して、直径一～二ミリの部分をピンポイントで狙っていくというように、きわめて繊細な精度で行います。当時のフリーマンたちが行っていたような、メスで何がどこまで切れるのかわからない手術は、恐ろしくて到底できません」

実際、モニスやフリーマンの手術に対しては、発表当時から学界でも批判は少なくなかった。特に、精神疾患はあくまで心的な要因を取り除くことで治療すべきだとするフロイト流の精神分析医たちの間の反発には、根強いものがあった。彼らは脳の器質的、物理的な障害が精神疾患の原因になっているという考え方に与しなかった。幼少期の経験から生じた問題が、置かれた環境に反応して発病するのだと考えていたからである。

フリーマンはマスメディアを積極的に利用してこれに対抗する。記者たちを集めては手術前後の様子を取材させた。

新聞には、

「なすすべのなかった苦しみから解放し、心の平和を取り戻す」

「医学界において、ここ数十年で一番の革新である」

と、ロボトミーの成果を称賛する記事が躍った。

ロボトミーをあたかも奇跡を起こす〝魔法の手術〟として紹介したのだ。

「フリーマンの特徴は、学界での批判にはあまり耳を傾けず、新聞や雑誌、ラジオなどを利用して自分のやり方を広めたことです。専門家による相互検証ではなく、一般メディアが大々的に取り上げたことが、ロボトミー普及の大きな原動力になりました。その意味では、メディアの発達した現代でも、似たようなことがいつ起きないとも限らないと思います」(加藤忠史)

一躍、時の人となったフリーマンのもとには、精神疾患に悩む患者やその家族が次々に訪れるようになる。有名人もやってきた。そのうちの一人には、のちに第三五代アメリカ大統領となるジョン・F・ケネディの妹、ローズマリー・ケネディもいた。

ロボトミーを受けた患者や家族から、たくさんの手紙やクリスマスカードが届いた。

「最高の調子です。ありがとう」

「あなたは社会に大きな貢献をしてくださいました」

そこには、苦しみから解放された人々の感謝の言葉が、惜しみなく綴(つづ)られていた。

普及した改良型ロボトミー

一九四五年、第二次世界大戦が終結すると、病院は戦争で精神を病んだ兵士たちであふれることになった。仲間が目の前で次々に死んでいったり、殺されるかもしれないという恐怖に四六時中さらされたりして、心に傷を負い、精神的に崩壊したのだ。公立病院に入院する半数が精神科の患者だったといわれている。戦後の混乱期に、五〇万人を超える精神疾患の患者たちが、ろくに設備もない精神科病院にただ無造作に詰め込まれていった。

この状況を、フリーマンはロボトミー普及の絶好のチャンスと捉えた。

「彼の目標は、アメリカ中、さらには世界中の精神科病院でロボトミーが行われるように普及させることでした。そのためにはロボトミーの改良が必要でした。一般に、当時の精神科病院には手術室もなければ、外科医も麻酔科医もいませんでした。ところが、それまでのロボトミーでは、どうしてもそれらが必要だったのです」（ジャック・エル＝ハイ）

翌一九四六年、フリーマンは改良型のロボトミーを考案する。それは、どこでも手に入るアイスピックを使うというものだった。具体的な手順はフリーマンが作成した改良型ロボトミーの教育用フィルムに記録されている。現代の感覚に照らせば、医師でなくても疑問を差し挟みたくなるような粗雑な処置に思えてしまう、衝撃的な手術である。

まず、準備がほとんどいらない。専門医を必要とする麻酔の代わりに、精神科医が扱い慣れた電気ショック装置を使って患者を昏睡状態にする。そして、目の裏側にある頭蓋骨の一番薄い部分に向け、アイスピックを差し込んで脳に分け入り、神経組織をかき切る。時間にしてわずか一〇分足らずの、簡単な手術だ。

朝に入院した患者は、順調にいけば翌日の午後には退院できたという。のちにアイスピックではなく専用の器具を開発したが、器具が変わっただけで手術の方法をより安全なものに改良したわけではなかった。

この新しいロボトミーに、精神疾患患者であふれ返っていた公立病院が飛びついた。多くの病院は対処の難しい患者を抱えて常にベッドが埋まっている状態で、新たな病人を受け入れることもままならなかった。長期入院患者を退院させることができるのなら、これに勝る方法はない。

特別な資格もなしに精神科医が一人で実施できる改良型ロボトミーは、当時の精神科病院が抱えていた問題を解決する、革命的な手法として受け止められたのである。

当時すでに、ロボトミー後の患者の様子に疑問を抱く医師も現れ始めていた。治療を受けた患者のなかには、家族にとって手に負えない存在でなくなったことと引き換えに、物事をやり遂げようとする能力や、豊かな感情といった人間性の核心部分を失ってしまった者が少なくなかったからである。

しかし、それまで暴れていた患者が落ち着きを取り戻し、一見、症状が改善されたように見えたことがロボトミーの普及を後押しした。

「フリーマンは自慢していました。自分は医学会のヘンリー・フォードだと。ロボトミーの〝大量生産〟を考案したからです」（ジャック・エル＝ハイ）

フリーマンは、各地の病院で改良型ロボトミーのデモンストレーションを行うため、全米を巡る旅に出る。自らハンドルを握った愛車には「ロボトモビル」という名前がつけられていた。訪れた各地の病院で自分の技術を惜しみなく公開し、多いときには一日に二五人のロボトミーを行ったこともあるという。まるで宗教の布教活動のような情熱で、フリーマンは二三の州で五五の病院を訪問。ロボトミーとフリーマンの名は、全米各地に広まっていった。

患者の人間性を奪った副作用

一九四九年は、フリーマンとロボトミーにとって輝ける年となった。ロボトミー誕生のきっかけを作ったアントニオ・エガス・モニスが、その功績によりノーベル医学・生理学賞を受賞したのだ。これを機に、ロボトミーは世界が注目する治療法となり、爆発的に広がってゆく。

日本では、脳神経外科の礎を築いたことで知られる新潟医科大学の中田瑞穂（なかだみずほ）が、一九四〇年頃という比較的早い時期に国内最初の前頭葉切除手術を行った。戦後はそれを引き継ぐように廣瀬貞雄（ひろせさだお）が中心となり、東京都立松沢病院や日本医科大学において、精神疾患の治療としてロボトミーが積極的に取り入れられ、広がっていった。

絶頂のさなかにいたフリーマンは、自らの肖像画を著名な画家に描かせた。偉大な祖父の名声に、もう少しで手が届くと彼は感じていたことだろう。
しかし、フリーマンとロボトミーの前途に、暗雲が漂い始める。手術による重篤な副作用が問題になり始めたのだ。

ジョージア州アトランタ郊外に暮らすキャロル・ダンカンソンは、そんなロボトミー被害の生き証人の一人だ。彼女の母親アナ・ルースは激しい頭痛に悩まされ、その治療のためにフリーマンのロボトミーを受けた。

だが、病院から帰ってきた母親はすっかり変わり果てた姿になっていたと、かすかな記憶を辿りながらキャロルは振り返る。

「母がロボトミーを受けたのは私が生後六か月のときなので、それ以前のことはよくわかりません。ただ、母はひどい頭痛持ちであることを除けば、活気あふれる女性で、しかも美しかったのでみんなに好かれていたそうです。学生時代は成績もよく、記憶力に優れ、数学も得意だったと聞いています。けれども母は脳をかき混ぜられて、トイレも自分では行けなくなり、感情のコントロールもできなくなりました。情緒不安定になって、自分の身なりもお構いなしの状態でした。もちろん育児なんてできません。自分のことすらまともにできなくなってしまったのですから」

だが、こんな状態であってもフリーマンはロボトミーを〝成功〟したと捉えていた。

「確かにひどい頭痛は治まり、痛みの不安はなくなりました。だからフリーマンは『約束どおりの結果を出した』と言うのです」

その後、キャロルの母親は離婚に追い込まれる。父親の意向で子供たちとも離れ離れになり、生まれ育ったウエストヴァージニア州の町に戻ることになった。キャロルの叔母の介護を受けながら過ごし、五三歳で亡くなった。頭痛と引き換えに、主体的に生きられたはずの人生を失ったのだ。

ジョン・F・ケネディの妹ローズマリー・ケネディも、悲惨な運命を辿った。ロボトミーによって人格が破壊され、重い後遺症に苦しみ、家族から隔離されて養護施設に入ることになった。父親から知的障害を疑われ、二三歳のときに強制的にロボトミーを受けさせられた結果だった。彼女は亡くなるまでの六〇年あまりを、施設でひっそりと過ごしたという。

さらに、『欲望という名の電車』、『ガラスの動物園』などの作品で知られる劇作家テネシー・ウィリアムズの姉ローズもまた、ロボトミーの犠牲者の一人だった。作家は生涯、この恐ろしい手術から最愛の姉を救えなかったことを悔やんだという。ローズマリー・ケネディ同様、ローズ・ウィリアムズも後遺症に悩まされ、長い余生をサナトリウムで過ごさざるを得なかった。

大きな成功が喧伝される陰で、次第にロボトミーの犠牲者が増えていたのである。

不当な手術の強行

一九五四年、精神医学の歴史にとって、転機となる出来事が起こる。

フランスの製薬会社で抗精神病薬として開発されたクロルプロマジンが、アメリカで認可されたのだ。統合失調症などの症状に対してロボトミー以上の効果が得られることがわかり、年間二〇〇万人が服用するほど一気に広まった。

脳を切るロボトミーのように取り返しのつかない不可逆的なものではなく、もし副作用が強ければ投薬をやめれば済む。

ロボトミーを手掛けながらもその効果や手術という手法に疑問を持っていた医師の

多くが薬物治療へ流れ、以後、次第に投薬が精神疾患治療の主流となっていく。有効な治療法がないために最後の選択肢として患者に施されていたロボトミーは、急速に人々から敬遠されるようになっていった。

この頃からフリーマンは、ロボトミーの対象を無制限に広げ始める。当初フリーマンは、ロボトミーを症状が重篤な患者への最後の手段として位置づりていたが、初期段階の治療にも有効だと主張し始めた。自分で設定した基準を自ら破ったのである。「フリーマンは、とにかく施術数を増やすためにさまざまな状況でロボトミーを行いました。ロボトミーの効果ばかりを謳う彼は、もはや科学者ではなく、まるで信仰に殉ずる伝道師のようでした」（エドワード・ショーター）

この時期のフリーマンの焦りを示す事例として、年端のいかない子供にまでロボトミーを行っていたことが挙げられる。そのひとり、一二歳のハワード・ダリー少年は、父親の再婚相手と折り合いが悪く、「暴力的な振る舞いをする」という理由でフリーマンのもとに連れてこられた。そして、継母の言い分のみで統合失調症と診断され、ロボトミーを受けることになった。

「この少年にロボトミーを行ったのは、不適切極まりないことです。彼は病気だったわけではなく、ただの思春期の少年でした。ハワードを嫌っていた義母がロボトミーをしてほしいと願い出たのです」（エドワード・ショーター）

手術当時に少年だったハワード・ダリーは二〇一七年現在、六八歳。ロボトミーを受けてから五五年あまりが過ぎ、今はバスの運転手として働いている。彼は、当時の手術の様子をこう振り返る。

「手術の前に受けた電気ショックがとても怖かったことを覚えています。でもそのあとはよくわからなかった。術後とても目が痛かったのですが、なぜなのかわかりませんでした。霧の中にいるようで、ぼんやりしていたのです」

手術後、ハワード少年は他のロボトミー経験者たちと同様、確かに別人のようにおとなしくなった。フリーマンが学会でハワード少年を同席させて成果を発表すると、会場に囂々（ごうごう）たる非難が沸き起こった。

逆上したフリーマンは持参した大量のカードを壇上からぶちまけ、どなり返したという。

「これはすべて患者から送られたクリスマスカードだ！　君たちはこんなにたくさん

のクリスマスカードを患者からもらったことがあるかね！」

フリーマンの怒りに、ハワード少年は「自分が何か間違ったことをしたのだろうか」と、大いに戸惑ったという。

その後、ハワード・ダリーは養護施設を転々とし、一時期、ホームレスになったこともあったという。

「ロボトミーを受けてから精神的に弱く、傷つきやすくなったと思います。何をするにも意欲がなくなりました。今でも人生をより良くしたいと思ってはいるのです。でも長続きしません。すぐに諦めてしまいます」

数年前に撮ったという、彼の脳のＭＲＩ画像がある。横から撮影した画像を見ると、ロボトミーの痕跡として前頭葉の一部にぽっかり穴が空いていることがわかる。失われた脳は、二度と戻らない。

ロボトミーの負の側面に向き合おうとしなかったフリーマンの心の内を、脳神経外科医の平孝臣は、こう解説する。

「おそらく、ロボトミーのよい面しか見ようとせず、たとえ副作用の症状を見たとしても意識にとどまらなかったんじゃないでしょうか。脳外科医のなかにも、自分に都合の悪い結果が出たことが記憶に残らないという性格の方がたまにいらっしゃいます。というのも外科医をやるには腕に相当な自信が必要なのです。自分がやっていることがベストだと思わないと、脳に針なんか入れられないという面もあります。その自信が行きすぎると、自分の仕事への評価が甘くなってしまうこともある。フリーマンの場合も、そういう面があったのかもしれません」

科学が科学であるためには、科学的な知識や手法を使って望ましい結果を制御しようとするだけでなく、予想しなかった結果が出た場合の検証を繰り返し積み重ね、謙虚に現象の理解の仕方を修正していくことが必要だ。

しかし、祖父への憧れや、患者の苦痛を取り除きたいという医師としての使命感、そしてロボトミーの立役者として得た地位と名声への執着が、フリーマンに研究者としてのあるべき態度を見失わせてしまった。

精神科医として脳科学に取り組む加藤忠史は言う。

「結局フリーマンは、前頭葉と視床の連結を切れば治るという最初に立てた仮説を元に、いきなり実行しただけです。仮説を立てるだけでは科学ではなく、そこには検証がなくてはなりません。その先の科学的検証のプロセスなしに、『これさえやれば患者さんを治せるんだ』と本人が思い込んでしまったところに、フリーマンの過ちがあります。術後の検証は一切怠っているのに、誰にも止められない熱意と行動力だけはあったということが悲劇を生んでしまった。生きた人間を対象にする医療の分野では絶対にあってはならないことです。さらに言えばフリーマンだけでなく、ロボトミーを行った医師の多くが副作用や後遺症といった負の側面にきちんと向き合おうとしなかったのだと思います。ロボトミーを受けた結果、出血などで亡くなる方が少なからずいたにもかかわらず、その対策をしないまま突き進んでいたわけです。人命軽視も甚だしい所業だったと思います」

ロボトミーの暴走が問いかけるもの

フリーマンがロボトミーを全米に広めた結果、この「悪魔の手術」は、もはや彼自身のあずかり知らないところで暴走を始めていく。反社会的な人物を矯正するという目的で、一部の州の精神科病院では犯罪者や同性愛者にまでロボトミーが施されたのだ。

そうした実態の一部が、一九六二年に発表されたケン・キージーの小説『カッコーの巣の上で』で告発された。精神科病院で既存のルールに反抗した男が、ロボトミーを受けさせられる物語だ。キージーがカリフォルニア州の退役軍人病院で仕事をしたときの経験をもとに構想されたという。作品は大きな反響を呼び、ベストセラーとなる。

小説はのちにジャック・ニコルソンの主演で映画化され、アカデミー賞の主要五部門（作品賞、監督賞、主演男優賞、主演女優賞、脚本賞）を独占。人間性を踏みにじるロボトミーの恐ろしさが、世界中に知れわたることになった。

犯罪者への施術は日本でも行われていた。精神科医の加藤忠史は、そうした疑いのあるケースに触れたことがあるという。

「以前勤めていた精神科の病院で受け持っていた統合失調症の患者さんに、非常におとなしく、過度に従順な感じの方がいらっしゃいました。どういう方なのかと思って古いカルテを全部調べてみたら、幻覚妄想に支配されて殺人事件を起こしたあと、ロボトミーを受けたということが書かれていました。手術が本当は誰のために行われたのか、適用範囲を無制限に広げたのではないか。実際にどのような形で手術が行われたのかはわかりませんが、そうした疑念が拭いきれないケースだったと思います」

ロボトミーの適用範囲の拡大は、第2章で取り上げた優生政策において、それまでは一定の制約のもとに行われていた断種手術が、ナチス・ドイツの人種主義政策実現の一手段へとエスカレートしていった道のりとも重なっている。より恐ろしいのは、ナチスのような強大な国家権力による強制ではなく、自由な選択が許されたはずの戦後の社会で、暴走が起きたということだ。

「同性愛者にロボトミーを受けさせるなどという歴史があったのは、本当に論外です。本人のためではなく、そこには第三者が都合のいいように他人をコントロールしてしまおうという発想しかありません。脳や精神に関わる科学者たちは、どんな大義名分のもとでも絶対にこういうことをやってはいけないと、教訓にしなければならないと思います」（平孝臣）

一九六〇年代後半にはロボトミーはタブーとなり、精神医学の領域では話題にのぼることさえなくなっていく。日本でも一九七五年に、日本精神神経学会が精神外科を否定する決議を採択した。

だが、何が問題だったのかを分析することなく歴史に蓋をするだけでは、同じ過ちは何度でも繰り返されていく恐れがあると、加藤は指摘する。

「ロボトミーの暴走と似たようなことは、実は最近でも起きています。たとえば私が専門としている双極性障害（躁うつ病）という病気は、中学生以降に発症する病気だとずっと考えられてきました。しかし二〇年くらい前、アメリカで小学生や幼稚園児でも双極性障害にかかるんだと主張する人たちが登場して、子供たちにどんどん抗精神病薬が処方されていきました。そして一〇年くらいの間に、子供の双極性障害が四〇倍にも増えてしまったという〝事件〟があったんですね。その背景には、製薬会社が精神科医と結託して新しい抗精神病薬をより幅広く売るために、子供にも双極性障害があるのに見過ごされているのは問題だと大々的なキャンペーンを張ったという経緯がありました。資本の論理によって科学がゆがめられる事件が現代でも起きているのは、本当に恐ろしいことです」

失敗が明らかにした「記憶」のメカニズム

ロボトミーが歴史の闇となった一方で、科学には、失敗が逆に大きな知見をもたらすという皮肉な一面がある。フリーマンが絶頂期を迎えていた一九五三年、ある手術の失敗が、脳の仕組みの解明を一気に推し進めることになった。

てんかんの発作を繰り返していたヘンリー・モレゾンは、フィラデルフィアの病院で、脳の一部を切り取る手術を受けた。手術後、発作は治まったが、まったく予想しなかったことが起きる。モレゾンは、重大な記憶障害に陥ったのだ。言葉や知能は正常だが、彼は今日が何曜日なのかさえ、覚えることができなくなっていた。

彼が受けた手術は、前頭葉を切るロボトミーとは違い、大脳辺縁系の「海馬（かいば）」と呼ばれる部分を切り取るものだった。

一九五五年、一人の研究者がモレゾンのもとにやってきた。彼女の名は、ブレンダ・ミルナー。のちに「神経科学のパイオニア」と呼ばれることになるイギリス出身の脳科学者である。ミルナーが自己紹介をすると、モレゾンは穏やかに微笑んだ。

「はじめまして、ミルナー博士。こんな私でも、誰かの役に立てることが嬉しいんですよ」

ミルナーは、モレゾンにこんな課題を与えた。

「それではモレゾンさん、いいですか？　五、八、四という数字を覚えてくださ い」

モレゾンは、伝えられた数字を復唱しながら繰り返すことはできた。

「五、八、四」、「五、八、四」、「五、八、四」……と。

だが、その直後にミルナーが
「ではモレゾンさん、私の名前を覚えていますか」

と尋ねると……

モレゾンは表情を曇らせ、申しわけなさそうに答えた。

「すみません、先生。物覚えが悪くて……」

直前に聞いた数字の並びを繰り返すことはできたが、それより少し前の記憶は失われていたのである。

ミルナーは、さらに会話を続けながら、モレゾンの記憶の性質を探った。

「私はカナダからきたミルナーです」

「ああ、カナダ！　一度だけ行ったことがあります！　トロントに行きました」

モレゾンには、古い記憶は残っていたのだ。

「ところで、まだ数字は覚えていますか？」

「数字？　何の話ですか？　わかりません」


彼の新しい記憶は、一五秒しかもたなかった。こうした実験を繰り返した結果、何かを新しく記憶するためには海馬が必要なことがわかった。記憶はいったん海馬に書き留められ、必要に応じて「大脳皮質（だいのうひしつ）」に保存される。こうして、記憶のメカニズムが明らかになっていったのである。

「彼の脳から海馬が摘出されてしまったことで、結果的に、さまざまな記憶を脳のどの部分が司るのかが解明されました。記憶の分野の研究に大きな進歩をもたらしたのですから、皮肉なものです」（エドワード・ショーター）

モレゾンのもとには、その後も一〇〇人以上の研究者が訪れたが、そのたびに彼は同じ言葉を繰り返した。「誰かの役に立てるのが嬉しいんですよ」と。ヘンリー・モレゾンは、手術から五五年後の二〇〇八年、この世を去った。

「モレゾン氏は、脳科学の領域ではHMというイニシャルで教科書にも載り、非常によく知られている方です。ただ、これだけの副作用が出たという点で、彼の手術は医学としては大きな失敗だっただろうと思います。過去に人類は、こうした失敗を数限りなく積み重ねてきたし、これからも失敗は避けられないでしょう。しかしなぜ失敗したのか、起きてしまった副作用の内容を徹底的に突き詰めることで正しい知識を得て、ロボトミーのように被害を拡大させることなく、同じ失敗を繰り返さないようにするという姿勢が、科学にとっては何よりも重要なのだと思います」（加藤忠史）

モレゾンの脳は、遺言によりカリフォルニア大学サンディエゴ校に保管されている。新しい記憶を定着させる力こそ失ったが、幾度となく繰り返された彼の願いの言葉のとおり、現代脳科学の礎となって〝誰かの役〟に立ったのである。

フリーマンが残した課題と脳科学に託された夢

カリフォルニア州バークレー市のヘリック記念病院。ここは一九六〇年代に入っても、フリーマンが行うロボトミーを、唯一許可していた病院である。だが、一九六七年二月、ロボトミーを受けた患者が死亡する。病院は許可を取り消し、フリーマンのロボトミーはついに終焉を迎えた。その五年後、フリーマンは結腸ガンにより、七六歳で生涯を閉じた。

「フリーマンは自分の人生に満足していなかったと思います。彼は一時、祖父と同じように名声を得ましたが、そこから転落してしまいました。ロボトミーに執着し、捨てることができなかったからだと思います」（ジャック・エル＝ハイ）

フリーマンの死から八年後の一九八〇年、精神疾患について、ようやく統一的な診断基準が使われるようになった。アメリカ精神医学会が発行する『精神疾患の診断・統計マニュアル』（略称ＤＳＭ）の第三版がそれである。ＤＳＭは版を重ね、現在も精神疾患の診断基準として世界中で使用されている。

診断基準の中心となるのは、それぞれの病気に特有の症状だ。たとえば「うつ病」であれば、激しい体重の変化や睡眠の量（不眠や過眠など）、動作が緩慢になったかなどを医師が問診や観察で見極め、診断を下す、というふうに。だが、それはあくまでも症状にもとづいた分類にすぎず、精神疾患の多くは、いまだ厳密な意味での科学的な原因究明に至っていないのが現実だ。

フリーマンとロボトミーが植え付けた脳の外科的治療へのタブー意識は非常に根強く、その後の精神医学の治療は投薬が中心になる。精神疾患を外科的に治すというアプローチは、長らく冬の時代を迎えることになった。

脳外科医の平孝臣は、日本の脳外科治療が受けた影響について次のように語る。

「ロボトミーと、本来目指すべき精神疾患治療のための手術は別のもののはずです。ところが日本では、一九七〇年代、精神疾患に対する外科手術が激しい攻撃を受けて、定位脳手術と呼ばれる治療ができなくなってしまった。そのためパーキンソン病やてんかんなど重篤な病気の治療が壊滅状態になりました。冷静な議論ができなくなった結果、本当に困っている人たちを救えない状況が出来上がってしまったわけです」

近年、アメリカでは過度の潔癖性や行きすぎた完璧主義などの症状を持つ「強迫性障害」の治療に限って、脳の一部を切ることが認められた。脳の特定の場所にガンマナイフと呼ばれる照射装置によって放射線を当て、〇・一ミリの精度で焼き切るというものである。しかし、その箇所は強迫性障害の原因と疑われているだけで、具体的な発症のメカニズムが解明されているわけではない。ガンマナイフ治療自体は日本でも行われているが、対象は脳腫瘍や神経膠腫（こうしゅ）、三叉（さんさ）神経痛などに限られている。

「強迫性障害の患者に対するガンマナイフ治療が本格的に始まったのは二〇〇九年。それから五年経った二〇一四年時点の成果発表会では、効果に非常にばらつきがあると報告されています。それだけでなく、脳が放射線障害で壊死（えし）を起こして、その壊死がどんどん広がってくるという非常に重篤な副作用が、二〇人に一人くらい出ています。まだ決して夢のような治療法にはなっていません」（平孝臣）

目に見える病変のない精神疾患の原因を脳の特定の構造や機能と結び付け、抜本的に解決しようと考えたフリーマンの着想そのものは非難されるべきものではない。今も精神疾患の多くは原因がわからず、根本的な治療法がない。手術によって病気が根治するのであれば、それは精神疾患に苦しむ人々にとって福音となる。

「現在の脳科学のいちばんの限界は、ミクロな細胞レベルで神経細胞の突起（樹状突起）がどのように機能しているのかを、生きている人の頭の中で見る技術がないことに尽きると思います。さまざまな動物実験などを踏まえた状況証拠から、おそらく、うつ病の患者さんの脳では神経細胞の突起が縮んだり、突起に生えている『スパイン』と呼ばれるトゲが少なくなったりといった変化が起きているのだろうと言われています。けれども生きている人の神経細胞を、ミクロのレベルで見る技術がありません。そのための技術開発が、非常に重要だと思います」（加藤忠史）

精神的なつらさの正体が、たとえばレントゲン写真に写る腫瘍のように、技術によって可視化できれば、精神疾患の当事者たちにとっては、それだけでも大きな救いになることだろう。往々にして精神疾患の症状は、他人から見た印象でも、自分自身の自覚としても、患者の人格そのものの問題と同一視されがちだからだ。たとえばそれが神経細胞の突起のような部分の器質的な作用だと明確にわかれば、当事者たちの苦しみがただちになくなることはないにせよ、社会の認識が変わり、精神疾患の三つの苦しみの一つである「理解されない苦しみ」は大いに解消されていく可能性がある。

「精神疾患の原因が、特定の神経回路にあるということが細胞レベルでわかったとしたら、脳を基盤として病気の概念そのものを作り直す時代が来るでしょう。その時点が、精神医学の再出発になるんじゃないかと私は思っています。そうなれば、特定の神経回路だけを手術などで調整するというような治療法も考えられるかもしれません。ロボトミーでは、人格を不可逆的に変えてしまう重篤な副作用が生じてしまいましたが、将来行われるとすると、もし副作用が出てしまっても元に戻すことができるような治療法になるはずです。いつの日にか、不可逆的な副作用の生じない安全な脳の操作法が確立されたときのことを考えると、脳の操作で病気を治療することの是非について、今から議論を深めておくべきなのかもしれません」（加藤忠史）

旅路の果てに

フリーマンはロボトミーを失った晩年の一九六八年、再び旅に出た。診療所を閉鎖し、家も売り払って旅費に充てた。自分がロボトミーを行った患者を訪ねるためだった。

全米各地、六か月に及んだ車の旅の走行距離は、四万キロ以上に達した。フリーマンは、そのときの高揚した気分を日記にこう記している。

「アクセルを踏みたくて足がむずむずする。疲れや空腹などお構いなしに走り続けられる」

「フリーマンは、人生をかけたロボトミーがそれほど悪いものではなかったと、死ぬ前に自分に言い聞かせたかったのでしょう。哀れなことに彼と患者との関係は逆転していました。彼は、自分が行ったロボトミーは患者に効果があったという確信を得たかった。彼が患者を治療するのではなく、患者が彼を癒やしていたのです」（ジャック・エル＝ハイ）

フリーマンはこの旅で六〇〇人以上の患者の消息を確認している。その記録によれば、三分の一以上の二三〇人が退院していた。彼は得意げに、その調査を論文にまとめた。

しかし当時、興味を示す者は、ほとんどいなかった。

第3章
脳を切る　悪魔の手術ロボトミー

世界中の人々をひきつけてやまないスポーツの祭典オリンピック。
その熱狂の影に、ドーピングという負の遺産がある。
一九七〇年代以降、圧倒的な強さを誇った旧東ドイツは、
国家ぐるみでドーピング政策を行っていた。
科学者によって大勢の選手に禁止薬物が投与されたのだ。
身体能力を上げることだけを目指した恐るべき人体実験は、
選手たちの肉体と精神を蝕んでいく。
未曾有の組織的ドーピングで、いったい何が行われていたのか。

第4章

汚れた金メダル
国家ドーピング計画

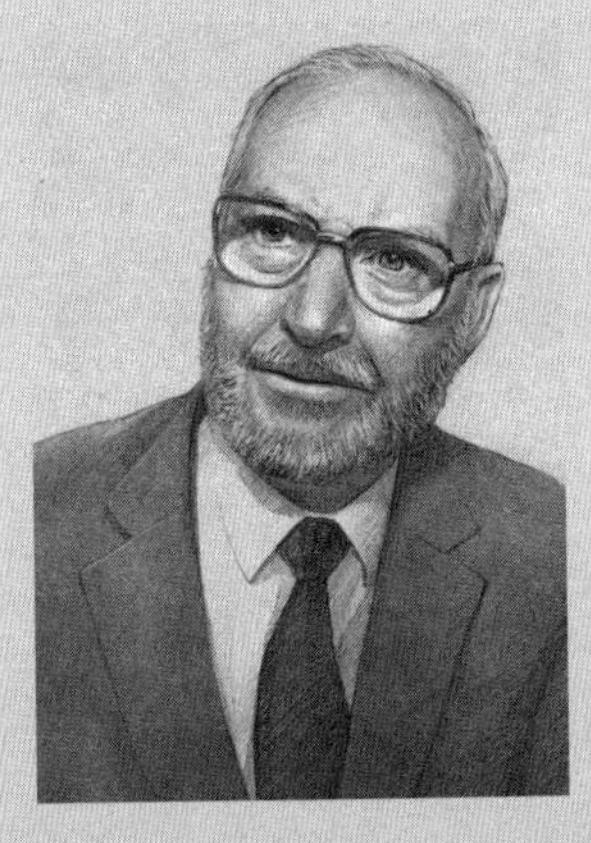

マンフレッド・
ヒョップナー
（医師）

国家ドーピング計画を首謀した男

ベルリンの壁の崩壊で東西ドイツが統一してから一〇年を経た、二〇〇〇年。

冷戦下の社会主義体制という厚いベールに覆われていた旧東ドイツで起きた、恐ろしい事件が明るみに出ようとしていた。スポーツ選手たちへのドーピングを国家ぐるみで組織的に行っていた科学者たちの刑事責任を問う裁判で、ある秘密文書の存在が白日のもとにさらされたのだ。

「国家計画14・25」。東ドイツ政府が極秘に進めた、禁止薬物による競技エリート育成の国家政策だ。三〇〇〇人もの科学者やトレーナーたちが関わり、推定一万五〇〇〇人の選手に薬物を投与していたのである。

その首謀者の一人で、計画遂行の全権を任されたのが、医師マンフレッド・ヒョップナーだった。ヒョップナーは起訴事実を認めた上で、「薬物は選手のプラスになった。そう確信している」と、あくまでも自身の行いを正当化した。この裁判以降、ヒョップナーは世間から身を隠し、固く口を閉ざしたままである。

冷戦の緊張をはらんだ国際情勢のなかで、平和の祭典という理念とは裏腹に、いわば国家と国家の代理戦争として行われていた、第二次世界大戦後の近代オリンピック。

ヒョップナーは、なぜ国家ドーピング計画に身を投じていったのだろうか。

ベルリンオリンピック後の激動のなかで

マンフレッド・ヒョップナーは一九三四年、ナチス政権下にあったドイツのヴァインベーラで生まれた。高級磁器の生産で知られるマイセンにほど近い小さな町だ。

第2章で述べたように、オトマール・フォン・フェアシュアーらが優秀なドイツ民族のユートピアを目指し、断種法をはじめとする数々の国家政策を強力に推進していた優生学全盛の時代である。

科学史に詳しい生命科学者の仲野徹は、ヒョップナーが受け継いでいくことになる戦前のドイツの科学水準の高さについて、このように解説する。

「第二次世界大戦までのドイツは、世界の自然科学を牽引していました。一九〇一年から一九四一年までのノーベル賞の取得数は、ドイツが三五個で一位。戦後に台頭してくるアメリカはまだ一三個。ドイツはダントツの先進国でした。ヒョップナーが生まれたのは日本では昭和九年に当たりますが、そういうドイツの科学の黄金時代だったわけです」

ヒョップナーが二歳になる一九三六年には、ヒトラーが「アーリア民族の優秀さを証明する」ことを目的に、総力を結集してベルリンオリンピックを実施している。そこでは、オリンピックはもはや単なる国際スポーツ大会ではなく、壮麗な競技場などのインフラ整備や周辺の都市開発を含む、ナチス政権の威信を内外に知らしめる一大国家プロジェクトだった。

初めて実施された聖火リレーやテレビ中継など、現在のメディアイベントとしてのオリンピックの原型は、このときに築かれたものである。国家の代表に選ばれたアスリートたちが鍛え上げられた肉体をもって優劣を競い合うオリンピックは、人々を熱狂させナショナリズムを煽るプロパガンダの装置として、きわめて強力な政治効果を発揮した。

ヒトラーの理想を地上に具現化したようなベルリンオリンピックの高揚を境に、ドイツは苛烈な人種差別政策と戦火にまみれる暗い時代へと突入していく。

第二次世界大戦の勃発は、ヒョップナーが五歳のとき。そして一九四五年、第二次世界大戦の敗戦によって母国が連合国の占領下に置かれたのは、ヒョップナーが一一歳のときだった。ドイツ第三帝国の栄光から一転、アメリカ、イギリス、フランス、ソビエト連邦の四か国に国土を分割統治される戦後の混乱期に、彼は思春期を迎えている。

スポーツの政治利用に向かった東ドイツ

一九四九年には、アメリカとソ連をそれぞれの盟主とする西側陣営と東側陣営の対立が深まり、ドイツは東西に分かれた分断国家として相次いで独立する。ヒョップナーの暮らすソ連占領区域は、新たな社会主義国、ドイツ民主共和国（東ドイツ）として再出発を果たした。

その体制は、表向きは反ファシズムを掲げた複数政党制ながら、事実上はスターリン支配下のソ連と同様、一党独裁型の全体主義国家であった。建国したばかりの社会主義体制下で、若い頃は陸上競技選手としても活動していたというヒョップナーは、一九五三年、東ドイツの名門カール・マルクス大学の医学部に進学。スポーツ医学を学んだ。

彼が医学を修めている間、互いに相手を国家として承認していなかった東ドイツと西ドイツは、オリンピックに際して合同選手団を結成。東西統一ドイツ選手団として夏季・冬季に三大会ずつ参加している。

東西統一ドイツ選手団の最後の参加機会だった東京オリンピックの行われた一九六四年、ヒョップナーは政権党であるドイツ社会主義統一党に入党、新設されたばかりの東ドイツスポーツ医学研究所に勤務して、陸上競技連盟の専門医となる。

当時は医学の発展が目覚ましく、なかでも性ホルモンの研究が進んでいた。男性ホルモンを人工的に合成した筋肉増強剤も、ちょうどこの時代に開発され、ドーピング薬剤としてひそかに注目を浴びていた。

スポーツ医学者であり、二〇一二年のロンドンオリンピックで水泳日本代表のチームドクターを務めた筑波大学体育系准教授の渡部厚一は、当時のスポーツ医学が急速にドーピングに接近していた歴史的背景を、次のように語る。

「ドーピングに当たる行為自体は、古くは古代ギリシャやローマの時代から存在していました。その時代の競技スポーツともいえる戦闘馬車競技では、牽引する馬に蜂蜜入りのアルコールを飲ませていたといいます。近代スポーツの時代、一八〇〇年代後半くらいからはさまざまな興奮剤の類が使われるようになりました。そして一八九六年に第一回大会がギリシャのアテネで開催された近代オリンピックの時代になると、四年間のトレーニングを通じて最高のパフォーマンスを発揮させることが求められるようになります。成績を残すことが国家的なミッションとなり、トレーニングの過程では怪我や障害も発生しますので、スポーツ医学という分野が発展します。やがて、一九五〇年代には筋力を直接高める筋肉増強剤の使用が始まりました。スポーツのパフォーマンスを向上させる方法はいろいろありますが、なんといっても身体を動かす力の源泉は筋肉です。興奮剤などとは異なり筋肉にダイレクトに作用する薬の登場は、ドーピングという観点では大きな転換点になりました。この段階になると、高度な医学の知識や技術の応用が必要になるので、スポーツ医学とドーピングの間には、切っても切り離せない関係が生じていったのです」

筋肉増強剤にいち早く目をつけたヒョップナーは、スポーツ医になってわずか三年後の一九六七年、三三歳の若さで東ドイツスポーツ医学研究所の副所長に抜擢(ばってき)された。

異例の出世の理由について、東ドイツのスポーツ史を研究するベルノ・バーロは、こう解説する。

「就任前の三年間で、ヒョップナーは陸上競技連盟の専門医として大きな成果を出しました。医学的なケアだけでなく、ドーピングを使って選手の成績を上げたのです」

ヒョップナーが研究所の副所長になった翌一九六八年には、西ドイツとは別に、東ドイツが初めて単独国として参加することになるメキシコシティーオリンピックが控えていた。資本主義に対する社会主義の優越を誇示するためにも、対立陣営に属する西ドイツには、絶対に負けるわけにはいかない。

「彼が副所長に就任したのは、ドーピングのシステム全体を改善するためだったと思われます。一九六〇年代には、すでにドーピング薬は定着していました。医師の間では賛否を巡って激しい議論が交わされていましたが、何しろ当時は検査がなかったので、どのように使うこともできましたし、それが悪いことだと考える理由もありませんでした。トレーナーがそれぞれ個人でばらばらに投与量などを決めて、アスリートに『多く摂取すれば摂取するほど効果がある』と教えていました。しかし、それは実際には非効率的な考え方です。ヒョップナーに期待されたのは、研究や人体実験によって、うまく機能する投薬コンセプトを開発すること。そしてすべてのスポーツ種目で用いることでした。投擲（とうてき）やカヌー、体操など、競技によって、またアスリート一人ひとりによって、用いるべき薬の種類も量も異なります。ヒョップナーの任務というのは、そうしたプランを総合的に調整し、開発することでした」（ベルノ・バーロ）

人口わずか一六〇〇万の旧敗戦国・東ドイツが国際舞台で存在感を示すための限られた手段として、スポーツは決して蔑（ないがし）ろにできない分野だった。

東ドイツでは、経済的困窮や秘密警察（シュタージ）の監視から逃れるため、建国以来およそ二〇〇万人もの人々が西ドイツに逃亡していた。人口の流出に危機感を抱いた政府は一九六一年にベルリンの壁を建設し、一層、国民への締め付けを強化する。国民の不満や閉塞した状況を打破するためにも、東ドイツは国際スポーツの舞台で、何としても結果を出さなければならなかったのである。

「政府は、東ドイツが力のある素晴らしい国であると、国外に向かってだけでなく、自国民にも示すことが重要でした。それを達成できる唯一の手段がスポーツだったのです。トレーニングの効率化はもちろん、成績を効果的に向上させるためにありとあらゆる可能性を探ることになります。ヒョップナーにとっては、政治をスポーツの分野でどのようにサポートできるかを示す最大のチャンスでした」（ベルノ・バーロ）

ドーピングが捏造した「スポーツ大国」の栄光

メキシコシティーオリンピックの開催年、一九六八年。東ドイツスポーツ医学研究所はヒョップナーの指揮下で極秘のドーピング実験を行った。

この実験で使われたのは、筋肉増強剤の「経口（けいこう）トリナボール」。本来は、やけどや怪我などの回復能力を高めるために東ドイツで開発された医薬品だ。しかし過剰に摂取すると、肝機能障害などの内臓障害や、筋肉硬直、運動障害といった強い副作用をもたらす恐れがある。

最初の被験者になったのが、女子砲丸投げのマルギッタ・グメル選手である。女性が選ばれたのは、筋肉増強剤トリナボールが男性ホルモンから作られているため、より高い効果があると考えられたからだ。

その効果は、凄まじかった。

彼女は毎日二粒のトリナボールを飲み、一一週間で記録を一〇メートルも伸ばすことに成功したのである。手応えを感じたヒョップナーは、他の選手にもトリナボールを投与することを指示した。

そして一〇月、メキシコシティーオリンピックが開幕する。

グメルは世界記録を更新、同じ東ドイツの二位の選手を一メートル近く引き離し、見事、金メダルに輝いた。この大会で東ドイツが獲得した金メダルの数は、西ドイツを上回る九個。前回の東京オリンピックで東ドイツ出身の選手が獲得した三個から大きく飛躍した。

ヒョップナーは、見事に東ドイツ政府の期待に応えてみせたのだ。

ちなみに一九六八年は、オリンピックで初めて正式にドーピング検査が導入された年でもある（冬季・グルノーブル、夏季・メキシコシティーの両オリンピック）。それより八年前のローマオリンピックにおいて、薬物が原因で自転車選手が競技中に死亡したことがきっかけだったといわれている。

メキシコシティーオリンピック以降、ヒョップナーはトリナボールの使用をさらに拡大していく。四年後の一九七二年、ライバルの西ドイツで開催されたミュンヘンオリンピックでは、東ドイツは前回から倍増となる二〇個もの金メダルを獲得。メダル総数もソ連、アメリカに次ぐ三位と大躍進を遂げた。

この大会期間中には、パレスチナの武装テロ組織がイスラエルの選手村に侵入してアスリートたちを人質に取り、攻防の末に人質全員が殺害されるという、オリンピック史上最悪のテロ事件が発生している。西ドイツ当局の治安管理能力への信頼が地に墜ちる一方で、東ドイツ選手が未曽有の活躍を見せたことは、国中を沸き返らせた。

「東ドイツのオリンピックチームに金の雨」

「社会主義国が、今までに無い成果を上げた」

当時の新聞紙面から、東ドイツ国民の興奮が伝わってくる。

東ドイツのドーピング問題を長年取材しているジャーナリストのアンドレ・カイルは、この時期の同国におけるオリンピックの意味を、次のように評している。

「東ドイツの市民にとってオリンピックは、とても重要なものでした。我が国の選手がいくつメダルをとれるか、その話題で持ちきりでした。裏で何が起きていたのか、誰も知らなかったのです。オリンピック中継に皆が興奮していました。勝利の一つひとつが東ドイツ国民を誇らしい気持ちにしました。まさにプロパガンダの成功です」

勝利に輝いた選手もまた、栄誉を勝ち取るとともに特権的な地位を保証された。たとえば、一般の東ドイツ国民には許可されていなかった西側への旅行なども許されていた。当時の東ドイツでは、オリンピックでメダルを獲得するということは非常に大きな意味を持っていた。

「国家計画14・25」の始動

しかしその二年後、ドーピング薬剤の蔓延（まんえん）に危機感を覚えたＩＯＣ（国際オリンピック委員会）は、トリナボールをはじめとするアナボリックステロイド（筋肉増強効果のあるステロイドホルモンの総称）を、禁止薬物に指定する。

東ドイツ政府とヒョップナーは窮地に陥った。

「一九六八年と一九七二年のオリンピックの経験から、東ドイツはドーピング薬の多量の投与によって初めてメダルが獲得できるのだとわかったのです。一九七二年には東ドイツだけでなく多くの国がドーピングを行っていました。一九七四年のヨーロッパ陸上競技選手権大会では、東ドイツはこのままでは他国と張り合えないと考えていました。各国のドーピング技術のレベルが上がっていたからです。東ドイツのような小国がスポーツで渡り合っていくためには、何か特別なことをしなければなりませんでした」（アンドレ・カイル）

この事態を受けて、一九七四年に東ドイツ政府が立ち上げたのが、「国家計画14・25」だった。

その概要は、ドーピングの研究開発を国家的規模で推進し、八歳以上の全国の有力選手すべてに薬物を投与するというもの。薬物を投与する選手の選定から新薬の研究開発、投与方法、そのすべてを科学者が徹底管理して行い、「薬物による競技エリートの育成」を目指すという、国家ぐるみの一大プロジェクトである。

この極秘計画の全権を任されたのが、当時四〇歳のヒョップナーだった。ここから、スポーツ医学の枠を結集した前代未聞の大規模な人体実験が始まっていく。

ヒョップナーの再度の大抜擢について、ベルノ・バーロはこう解説する。

「ヒョップナーは東ドイツスポーツ医学研究所の副所長時代に、目覚ましい働きをしました。選手たちの成績を上げることにつながったドーピングシステムの構築だけではありません。組織的なドーピングには機密保持も非常に重要です。彼はそうしたことのマネージメントにも成功したのです。危険な人物を察知すると、スポーツ界以外の魅力的なポストを用意するなどして体よく追い払いました」

世界最先端のドーピング隠蔽技術「マスキング」

ヒョップナーらがまず取り組んだのが、禁止された筋肉増強剤トリナボールを隠蔽する技術の開発だった。成績向上に欠かせないこの薬物を使い続けながら、しかも痕跡を残してはならない。

だが、トリナボールは使用をやめてもおよそ二週間、尿検査で陽性反応が出てしまう。

どうすれば使い続けられるのか。

ヒョップナーが提出した政府への活動報告書に、その手がかりが残されていた。トリナボールの使用を大会二週間前でやめ、その効果を持続させることができる「別の禁止されていない薬に切り替える」という方法である。

ヒョップナーが目をつけたのは、体内で生成される男性ホルモン「テストステロン」だった。テストステロンはトリナボールより効果は弱いが、大量に投与すれば筋肉増強作用があることを突き止めた。この性質を利用し、大会二週間前からはトリナボールをテストステロンの注射に切り替えることで、効果の減少を最小限に抑えながら検査で陽性反応を出さないことに成功したのである。

後年、ヒョップナーの活動報告書を発見して読み解いた分子生物学者のウェルナー・フランケは、ヒョップナーが開発したこの方法が、ドーピングの隠蔽技術「マスキング」であったと指摘する。

「こういう方法を、マスキングと呼びます。つまり、禁止されていない薬を使って、禁止薬物の使用履歴をごまかしてしまう。トリナボールを摂取すると効果は高まりますが、やめると一気に効果がなくなってしまう。そこでヒョップナーらはテストステロンを注射することで、その減少をなだらかにして比較的効果の高い状態を維持しました。まさにアヴァンギャルド。ドーピングの技術革命と言っていいでしょう。当時の東ドイツはドーピング技術において世界最先端でした」

一九七六年のモントリオールオリンピックにおける東ドイツの金メダル獲得数は、前回の二〇個から、さらに倍の四〇個へと躍進。その数はついにアメリカを上回り、ソ連に次ぐ二位となった。とりわけ女子競泳では、一三種目中一一個もの金メダルを獲得している。

「アナボリックステロイドの禁止は、ある意味で東ドイツにとっては大きなメリットとなりました。他の国では、そもそもこうした禁止薬物に関する実験を行うことが難しくなったからです。一方の東ドイツでは、投与後どれくらいの期間、薬物が検出されるのか、あるいは、禁止薬物を使いながらそれを検出させないようにするにはどう

すればよいのか、国家的支援のもとで実験を行うことができました」（ベルノ・バーロ）

副作用を知りながら強行されたドーピング

しかしこの大会で、女子競泳選手たちの声が異様に低いことがメディアに取り上げられ、ドーピングによる副作用ではないかと話題になった。

実はヒョップナーは、筋肉増強剤の投与がもたらす副作用の性質を、早くから認識していた。政府への報告書の文面には、ヒョップナーが実験段階で確認していた症状が記されている。

「筋肉増強剤の使用は多くの女性、とりわけ水泳選手の健康被害を引き起こしている。たとえば男性化による体毛の増加、変声、性欲障害である」

ヒョップナーは、こうした副作用を知っていながら、まだ一〇代の幼い選手たちにも「これを飲めば強い選手になれる」と言い聞かせ、ビタミン剤と称して筋肉増強剤を与えていた。選手たちは、副作用はおろか、自分がドーピングをしていることさえ知らされていなかった。

「国際大会では、東ドイツの選手はいつも話題になっていました。女性が男性のような外見になり、男性のような低い声で話していたからです。何より能力が、明らかに通常のトレーニングではとても達成できないくらい飛躍的に向上していたのです」（アンドレ・カイル）

ドーピング疑惑が広まることを恐れたヒョップナーは、「異常に声が変わってしまった女性選手に今後一切インタビューの取材をしないよう、テレビ局に圧力をかけてほしい」と政府関係者に対策を迫った。

さらに疑惑を払拭するため、ヒョップナーはＩＯＣの認可を得たドーピング検査機関を設立する。国内外にクリーンな競技体制をアピールするためだ。しかし、その本当の狙いは、最新のドーピング検査技術の情報をいち早く入手し、それに対抗するドーピング、そしてマスキングの技術を開発することにあった。

また、この機関は国際大会に出場する選手の検査も担った。競技前にあらかじめ自分たちで厳しい検査を行い、禁止薬物が検出された選手の出場を取りやめさせる。そうすることで、組織的ドーピングの実態を覆い隠そうとしたのだ。

ヒョップナーたちがこの〝ドーピング検査機関〟でまず取り組んだのが、新たな筋肉増強剤の開発だった。

新しい物質を探し、あるいは薬としてすでに市場に出ている物質を利用できないかを調べ、健康なアスリートにどのような効果があるのかを次々と人体実験で確かめていった。

一九八〇年、ヒョップナーたちは、新たなドーピング薬「STS646」を見つけ出す。この薬が優れていたのは、筋肉が増えても体重はあまり変わらず、スリムな体型を保つことができることにあった。これは一部の競技にとっては、福音となる特徴だった。

「STS646は、体重を増加させてはいけない種目にうってつけでした。たとえば女子の体操選手、棒高跳びなどの跳躍競技。あるいは、レスリングのような体重別の階級があって、体重をコントロールしなければならない競技です。しかし、このSTS646という化合物は、薬学の専門家から安全性に問題があるとして、東ドイツの法律で使用が禁じられていた危険な薬物だったのです。それを知りながら、ヒョップ

ナーたちはドーピングに都合が良いからという理由で使用しました。きわめて悪質です」（ウェルナー・フランケ）

一九八〇年のモスクワオリンピックでは、ソ連のアフガニスタン侵攻に反発した西側諸国が参加をボイコットしたこともあって、東ドイツは凄まじい活躍を見せた。金メダルは過去最多の四七個。メダル獲得総数は一二六にものぼった。

ドーピングを巡るいたちごっこのなかで

一九八三年、ＩＯＣはそれまでの検査方法とは一線を画す、画期的なドーピング検査法を導入した。筋肉を作る男性ホルモンであるテストステロンは、体内で作用すると副産物としてエピテストステロンという物質を生成する。ドーピングをしていない人間の尿では、テストステロンとエピテストステロンの比率は、一対一から多くても六対一の間に収まる。この比率が六対一を超えるとドーピングと見なす、というものだ。

ＳＴＳ６４６も、成分にテストステロンを含んでいる。摂取すれば確実に六対一を超えてしまう。ヒョップナーはまたも窮地に立たされた。まだ存在を知られていない、それゆえに禁止薬物のリストに入っていなかったドーピング薬も、もはや投与できなくなってしまう。ヒョップナーはここで、思いもよらない一手を打つ。

突破口は、テストステロンの絶対量ではなく、エピテストステロンとの「比率」が検査の対象だったことにあった。ドーピングでテストステロンが増えるのなら、人工的にエピテストステロンも増やせば、六対一の比率の内に収められるのではないか。ヒョップナーは、国内の製薬会社にエピテストステロンを製造させ、合わせて投与する手段を取ったのである。

「この地球上でまだ誰もやったことのなかった、バカげたトリックです。カラクリはただの子供騙しの水増しでした。でも、何の薬理学的効果もないエピテストステロンをわざわざ作るなんて、誰も思いつかなかった。ドーピング逃れという目的だけのために、無意味な非活性物質を、国家を挙げて作ったのです」(ウェルナー・フランケ)

ヒョップナーは、検査をかいくぐりながら選手たちの身体を道具にしてメダルの数を増やすという、ドーピングとその防止策のいたちごっこそのものを、国家レベルで競う大きな競技のように捉えていたのかもしれない。

「ドーピングのために新しい化合物まで作るというのは、かなり執念を感じますね。マスキングなどは非常に単純な方法論ですが、製薬会社に新規の薬剤を作らせるというのは、完全に国家レベルの力がなければ無理です。そうやって、ヒョップナーの打つ手打つ手が全部当たって金メダルの数が増えていく。自分の投与した薬で思いどおりの結果が出ていくというのは、さぞかし痛快だったことでしょう。神のような全能感を覚えることで、これが間違ったことだという認識さえなくしていったとしても、不思議ではないように思います」（仲野徹）

後戻り不可能になったドーピング依存体制

華々しい成果の陰で、ドーピングに反対する者もいた。

ヒョップナーたちは、トレーナーや選手にドーピング薬を〝栄養補助剤〟だと説明していたが、ドーピングの事実に気がついていた者もいた。たとえば元クロスカントリースキーのトレーナー、ヘンナー・ミゼルスキーはドーピングを知って薬物の投与をやめるべきだと訴えたが、そうした反対者たちは秘密警察（シュタージ）に密告され、容赦なく追放された。

「ドーピングに伴う副作用とその危険性については、選手たちには知らされていませんでした。競技によっては年少者にもドーピングが施されます。多くのトレーナーはそれを見て見ぬふりをしていましたが、私にはできませんでした。私がトレーナーをしていたクロスカントリースキーのグループには、娘が所属していたのです。私の義母が医師であったため、選手たちに与えていた薬がどのような影響を及ぼすのかを教えてくれました。娘はドーピングを拒否して代表チームから外されました。そして私も自分の指導でトレーニングをしている選手たちに薬を与えることを拒んだのです。そして私はシュタージから尋問され、監視されました。そして解雇され、トレーナーとしての職を失いました。無期限で解任されたのです。私は、多くのトレーナーはこんなふうに考えていたのではないかと思っています。『いたるところでドーピングが行われている、だから考える必要はない。皆がやっていることなのだから』と」

ミゼルスキーは解雇されたあと、多くのトレーナーから非難され、関係を絶たれた。

東ドイツで最も優れたクロスカントリースキーの選手の一人だった彼の娘は、

「チームメイトに対して窃盗を働いたため競技人生を終えることになったのだ」とデマを流された。

彼の手元には今、シュタージが彼と彼の家族についてまとめた三〇〇ページにものぼる文書がある。それは、電話を盗聴し、屋根に設置した盗聴器で家族の動向を探って得た情報だった。

一方、ヒョップナーは、政府への報告書にはっきりと書き記している。「栄養補助剤の使用を拒んだ場合には、どうやって政府から指示されたように選手が勝つことができるのか？　トレーニングだけでは足りないのです」。

「ヒョップナーにとって重要なのは、システムが機能することだけでした。彼は冷静に計算をする学者でした。正確に学問的にドーピングを開発したのです。彼は東ドイツがメダルを量産するという目的に、科学の倫理を隷属させました。メダルのために、東ドイツのあらゆる世代のスポーツ選手が犠牲になることも甘受したのです。だから、ドーピングに疑問を抱く医師は交替させました。システムを厳格に機能させるためにはそれが重要だし、その権限もありました。彼は、東ドイツのドーピングの頭脳として、東ドイツのメダル獲得のために、人間としての魂を売ったのです。あるいは、こう言ってもいいかもしれません。ヒョップナーは旧東ドイツが作り上げた非人間的なシステムの中のひとつの歯車でしかなかった。歯車だから良心なんかあるはずがありません。薬がどのような影響を及ぼすか、選手に何が起こるかなんて、歯車の科学者としてはどうでもいいことだったのでしょう」（アンドレ・カイル）

スポーツ医学者として競技の現場に立ち会う機会のある渡部厚一は、違った角度からヒョップナーの心情を推し量る。

「周囲から『これはおかしいんじゃないか』という囁きが聞かれれば聞かれるほど、なおさらヒョップナーは自分のやったことを守らなければいけないところに追い詰められていったと思います。彼の立場としては、もう抜け出せない状況ですよね。チームドクターなどのようにアスリートの面倒を見る立場になれば、本当に一〇〇分の一秒を競うような、わずかの差で選手の一生が左右されてしまうことを嫌でも実感させられます。選手は一〇年、二〇年というスパンでその情熱をスポーツに捧げ、大勢の人のサポートも受けています。その集大成としてオリンピックで成果を発表するわけですから、支える側としても当然大きな重圧を感じるでしょう。国家ドーピング計画を実行する側の人間にも、そういうプレッシャーが非常に強く働いていたのではないでしょうか」

明らかにされていく被害の実態

　科学の力によって東ドイツにもたらされた、まばゆいばかりの栄光。しかし、その偽りの輝きが剝がされたとき、記録は意味を失い、メダルは汚された。

　そして選手たちには、残酷なゴールが待っていた。

　一九八九年、ベルリンの壁が崩壊。東西ドイツが統一に向かうなか、国家ぐるみのドーピングの発覚を恐れた旧東ドイツ政府は、関係書類の処分を急

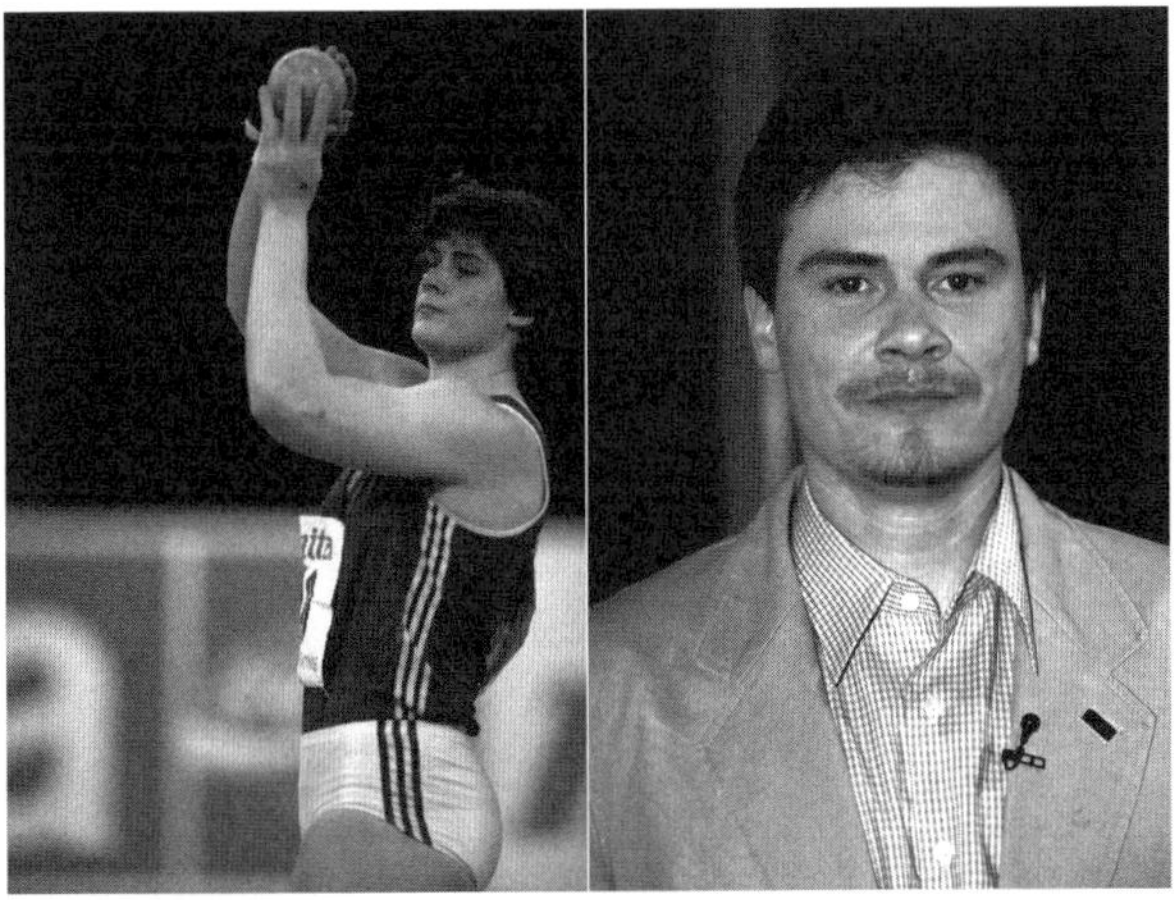

女子砲丸投げ選手時代のクリーガーの雄姿（左）と、引退後の姿（右）

いだ。しかし、わずかに機密文書が残っていた。それを見つけ出し、この国家計画を告発したのが分子生物学者のウェルナー・フランケだった。

「日本ではドーピングはちょっとした詐欺くらいに思われているかもしれませんが、事態はもっと深刻です。東ドイツのドーピングでは、副作用があると知っていながらメダルのために人体を利用しました。そして、特に女性の九〇％に深刻な健康被害が出ています」

その象徴的な例が、元陸上競技選手のアンドレアス・クリーガーである。この人物は、かつてハイディ・クリーガーという名前で一九八六年に女子砲丸投げのヨーロッパ選手権で優勝している。その姿は、まぎれもない女性だ。しかし長年にわたる筋肉増強剤の使用で男性化が進み、引き返すことができないほど心と身体の乖離が激しくなった。結局〝彼女〟は性転換を余儀なくされた。名前も変えて、今は完全に男性として人生を送っている。

被害をこうむったのは女子選手だけではない。男性ホルモンの過剰投与は、炎症を伴うニキビや肝機能障害をはじめ、男子選手にもさまざまな影響を及ぼした。その副作用は、今も多くの元選手たちを苦しめている。

被害者支援に立ち上がった元陸上競技選手の苦悩

そうしたドーピングの被害者を救済するために活動している女性が、ドーピング犠牲者支援協会の代表イネス・ガイペルだ。彼女は、薬の副作用に苦しむ元選手の相談に乗って支援をするとともに、被害の実態を調査している。

「国家が薬剤リストにないような薬を使って、大規模な実験を行ったのです。これは犯罪的な人体実験です。私たちは、東ドイツのスポーツの在り方を一つの警告と捉えています。二度と起きてはならない重大な犯罪です」

支援協会によると、健康被害に苦しむ元選手の数は、確認されているだけで七〇〇人。そのうち三〇人が死亡している。ガイペル自身もドーピング犠牲者の一人だ。陸上競技選手だった一九八四年、二四歳のときに女子四〇〇メートルリレーで世界記録を樹立。一躍国民的スターとなった。しかしウェルナー・フランケの告発によって、初めて自らの記録が薬によって作られたものだと知った。

「人生のすべてが塵（ちり）となって消えてしまいました。すべてが嘘だったとするなら、私は誰なのか。記録は、勝利は、あの喜びは何だったのかと。これまでの人生が粉々になり、壊れてしまった。その瞬間は、地面が崩れ落ちるような感じでした」

幼い頃から走るのが好きだった。そんな少女が一七歳のとき、陸上競技の名門クラブチームにスカウトされ、強化選手として育成される。最初から錠剤を飲まされたという。

「薬はたくさん、何種類もありました。それは驚くべき変化でした。わずか半年のうちに私は走り幅跳びで東ドイツのジュニアチャンピオンになったんです。一生懸命に練習に励みました。すべてが新鮮でやる気がみなぎっていました。全天候型トラックがある、医学プログラムもある、足のセラピーもある、なんでもありました。わぁ、すごい！　これなら成長できると思いました。ドーピングのことなど知るよしもありません。実際に目覚ましい記録が出るから、自分がすごいと思ってしまうのです。自分が頑張ってトレーニングした結果だ、とね」

七年間、薬を飲み続け、ついに二四歳で世界新記録を打ち立てる。だが、この輝かしい栄光はすべて偽りだった。

「私は知らないうちにドーピングをされていました。私はドーピングなしで走り、世界記録を出すチャンスすら奪われたのです。薬を使わない選択肢が、私の競技人生にはありませんでした。私のすべてを懸けた青春時代は、自分の意思ではなく国家によって操作されていたのです。その怒りや悲しみは消えることがありません。もう取り戻すことはできないのですから」

ドーピングの事実を知ったガイペルは、陸上競技連盟に対して自分の記録の取り消しを求めた。すると連盟は、彼女が自分から進んでドーピングをしたかのように〝自白〟することを求めてきたという。そこで彼女は、もし連盟が記録の取り消しを受け入れないなら法的手段に訴えると伝えた。連盟はようやく彼女の要求を認めた。

実は、今でも当時の東ドイツの選手の記録は「生きて」いる。ドーピングの判定には検体から禁止薬物が検出されるなどの証拠が必要だが、当時の東ドイツの選手たちの検体が残っていないため再検査はできない。ドーピングを証明できないのだ。当然ながらメダルが剝奪されることもない。ガイペルは言葉を続けた。

「東ドイツの記録の一三〇以上が〝毒された記録〟であると言われています。今の若い選手が記録を目指そうとするときに、スタジアムの掲示板に常に〝毒された記録〟

が表示されているなんて、どうかと思います」
彼女は自らの記録抹消を求めた理由を、そう説明した。

結局、彼女に残されたのは、薬の副作用による腎臓や肝臓の疾患。そして重い精神障害だった。

「薬を続けたことで、中毒状態になったのです。それはひどいものでした。非常に典型的な男性ホルモン過剰摂取の影響です。重い躁うつ症状になり、つらく苦しい日々を過ごしました。身も心もボロボロになりました。私だけではありません。たとえば『世界一強い男』として知られた重量挙げのゲルト・ボンクさんもドーピングの犠牲者の一人です。選手生活を終えたあと、腎臓の機能障害などで長い闘病生活を余儀なくされ、最近亡くなりました」

自分たちのあとに続く人たちに同じような思いをしてほしくない。そう思って現在の活動をしていると言う。

「私の身体は壊れました。しかし、私の怒りを向けるところはありません。もう存在しない国、もう存在しないシステムなのですから。いつまでも怒りだけに固執していることはできません。ポジティブな方向に意識を変えることが必要です。それでドーピング犠牲者の救済を考えたのです。今でもスポーツの世界はドーピングに満ちあふれています。だからこそ、声を大にしてストップと言わなければならないのです」

そして、ちょっと顔をしかめてこう付け加えた。

「私自身は、〝前に向かって逃避している〟ような意識から抜けられませんけどね」

生涯続くドーピングの副作用

ドーピングを知らされていなかったため、最近になって自らが被害者であることに気づいた元選手も多い。ある日、支援協会にやってきたのは元バレーボール選手のアリアーネ・シュペックハーンだった。

「最近とても疲れやすいのです。買い物に行くと、もう何もできなくなります」

長年、原因不明の体調不良に悩んでいたが、一年前、危篤状態に陥った。

彼女の身体はドーピングの影響で副腎の機能が低下し、ホルモンの生産や分泌ができなくなってしまっていた。現在は、薬でそれを補っている。朝、昼、晩と大量の薬を服用し続けないと、命に危険があるのだという。

シュペックハーンはドレスデン近郊のグラスヒュッテという町で生まれた。子供の頃からスポーツが得意だった彼女は、一三歳でスカウトされてベルリンのスポーツ学校に入り、バレーボールの強化選手となった。トレーニング時代の一九七六年にモントリオールオリンピックをテレビで見て、何度も国歌を耳にしたことが深く記憶に残っているという。東ドイツの選手が大活躍して四〇個の金メダルを獲得した大会である。

当時は寄宿舎で生活しながら苛酷な練習を繰り返す毎日に、時折ホームシックにもなったと言う。一七歳でジュニアチームの代表に選抜され、数々の大会で活躍した。

「私たちは、自分たちがドーピングをしていたことを知りませんでした。薬物は、いつもトレーナーから受け取るドリンク剤やビタミン剤、クッキーの中にも入っていたのです。ただ渡されるままに、そういうものを摂っていました。ジュニアチームに入る前にも、疲労を取り除くというドリンク剤を飲んだりしていたから、それにも何かが入っていたのでしょう」

二二歳で引退するまで、九年間にわたって知らずに薬物を摂り続けていたという。

そして彼女は、これからもずっと薬を手放すことができない。毎日大量の薬を飲んで必要なホルモンを補い、三か月ごとに検査を繰り返すのだ。

人体への長期的な影響についての検証を、ヒョップナーたちが行った形跡は一切ない。それは、通常の医療現場で求められる安全確保の原則から大きくかけ離れたものだ。

「医学における薬剤の副作用の検証は、通常は事前に動物などで実験を行うなり、実際に病院などで合意のある被験者に試験的に投与して、出てきた事象をチェックするなりして、適切な投与量と作用・副作用のバランスを確認していくという方法で行われます。しかし、ヒョップナーたちの国家ドーピング計画は、そういうことは一切考慮せずに行われたのでしょう。そもそも薬剤投与に本人への説明も同意もないのですから、明らかに人道に反しています。求められていたのがパフォーマンスの向上、メダルの獲得ですから、特に長期的な視点ではなおさら副作用の危険性は考慮されなかった。そういうことだと思います」（渡部厚一）

ドーピング裁判で何が裁かれたのか

二〇〇〇年、ドーピング被害者たちの告発によって、ヒョップナーを中心とする「国家計画14・25」の首謀者たちの刑事責任を問う裁判がベルリンで開かれた。この章の冒頭で紹介した裁判である。

ヒョップナーは、故意に一四二人の女性の健康を害する行為を幇助（ほうじょ）した罪に問われた。起訴事実を基本的には認めた上で、ヒョップナーはこう主張した。

「もし医療の素人が実権を握っていたら、選手たちは、もっとひどい健康被害に苦しんでいただろう。だから私は、ドーピングシステムが選手のプラスになったと確信している」

つまり、国家ドーピング計画そのものは不可避なもので自分に責任はない、ドーピングが〝適切〟に管理され、組織だって行われていたのは自分のおかげだ、と誇ったのだ。

ところが、ヒョップナーが作り上げた巨大なシステムは、彼の目の届かないあちこちで破綻していた。

「ヒョップナーは訴訟手続きの過程で、東ドイツのドーピングに関する彼の基本的アイデアやコンセプトが現場では首尾一貫せず、〝適切〟に機能しなかったことを認めなければならなくなりました。選手が直接関わる下部組織であるスポーツクラブに、重大な違反があったからです。投薬などが彼の指示どおりに守られていなかったことを、法廷で初めて知ったのです。自分の作り上げたシステムが機能しなかったことで病気になり、挫折した選手がいたことに関しては、彼は謝罪をしました。しかし、それがどこまで真剣な謝罪だったのかは、わかりません」（アンドレ・カイル）

ヒョップナーは、選手一人ひとりに合わせて薬剤の投与コンセプトを決めていた。それを守ることで効果が最大になるように、である。しかし往々にして下部組織である各地方のスポーツクラブのトレーナーたちはそれを守らず、選手に薬剤を多めに与えていた。地方から中央に出て、大きな成功を収めてくれる選手がほしかったからだ。

「そのことはヒョップナーにとっても驚きだったはずです。そして、ドーピングによって健康を損なった原告に対して謝罪しました。しかし基本的信念において、今でも自分のシステムの基本アイデアは正しかったと思っていることでしょう。うまくいかなかったのは、結局みんながきちんと協力しなかったからだ、というように。彼はシステムに尽くすことによって『ヒポクラテスの誓い』(古代ギリシャの医師ヒポクラテスに由来するとされる医療倫理の誓文。「患者に利すると思う治療法を選択し、害と知る治療法を決して選択しない」という一節がある)を破ってしまったのです」

(アンドレ・カイル)

東ドイツのスポーツ史を研究するベルノ・バーロは言葉を選びつつ、ヒョップナー自身も、ある意味ではシステムの犠牲者だったのではないかと言う。

「彼は信念を持った東ドイツ国民であり、システムのなかにしっかりと根を下ろしていました。体制に対して非常に忠実でした。ですからヒョップナーは、東ドイツ体制の挫折を通じて、いわば第二次世界大戦におけるドイツの崩壊を追体験したのではないでしょうか。東ドイツの消滅とともに彼の出世は終わりを告げ、彼と共謀者に犯罪の責任があるとされました。しかしヒョップナーはその実情について多くを語りませんでした。おそらく彼は、西ドイツでもドーピングが行われていたことを知っているでしょう。しかし裁判では東ドイツだけに焦点を当てて、法廷でさらし者にされました。それを不公平だと感じたことも口を閉ざした理由の一つであったかもしれません」

結局、ヒョップナーに下された判決は、禁固刑一年六か月、執行猶予二年。刑務所に入ることはなかった。ガイペルは、このときヒョップナーのとった行動に驚いた。

「判決が読み上げられたときのことを覚えています。ヒョップナーが私のところにきて、『あなたはまだ若い。新しく出直しなさい』と言ったのです。まるで他人事のように。その言葉を聞いて信じられない気分でした。彼には私たちの苦しみが何も伝わっていなかったのです」

「悪びれない態度の裏には、おそらく自分の力で彼らを選手としてあそこまで持ち上げてやったのだという、譲れない達成感のようなものがあったのかもしれません。あくまで自分は国家のために貢献しただけなのだ、と。それは、非常にゆがんだ母国愛の形だと思いますが……」（渡部厚一）

裁判から三か月後、史上最大のドーピング事件は、全貌を明らかにされないまま時効を迎えた。システムが機能しなかったために起きた、意図せざる被害への結果責任はあったとしても、自分たちのしてきたことが本質的に〝罪〟だったとヒョップナーが認めることは、最後まで無かった。

「現在まで続いている副作用の状況を考えると、ヒョップナーの行為を正当化するのは難しい。副作用が予見できなかったにしても、二〇年、三〇年経って、これだけの問題を引き起こしているんですから、いかに国家の方針だったとしても、もう少し反省してもいいのではないでしょうか。それに加えて、精神的な部分としては、アスリートの誇りを奪ったことも大きな罪だと思います。選手たちは才能にも恵まれていたし、競技で結果を出すべく精一杯努力をしてきた。ドーピングがなかったら自分がどこまでできたのかという気持ちが強いはずです。そういう割り切れなさを一生抱きながら生きていく羽目に追いやって、彼ら彼女らの人生の意味を台無しにした。この点も、身体的な後遺症をもたらしたことに劣らない罪だと思います」（仲野徹）

あとを絶たないドーピング汚染の闇

東ドイツ崩壊後も、現在に至るまで、世界中でドーピング問題はあとを絶たない。二〇一六年六月一七日、国際陸上競技連盟は、国家ぐるみのドーピングが行われていたとして、ロシアの選手の国際大会への参加を認めないことを満場一致で決定した。これにより、ロシアの陸上競技選手のほとんどが同年のリオデジャネイロオリンピックに出場できないという、前代未聞の事態に発展した。ロシアのドーピング問題は今も続いている。二〇一八年二月のピョンチャンオリンピックにも、「ロシア選手団」の姿は無かった。

ドーピングとそれを取り締まる検査機関との対決は、常にいたちごっこだ。一九九四年、広島で行われたアジア競技大会。当時、競泳種目で驚異的な成績をあげていた中国チームが、新たなマスキング技術を使っていた。突き止めたのは、日本の検査機関。異例の検査体制で、世界で初めての使用例を摘発した。

「常に新しい方法が考えられています。その裏には科学的知識を持つ医者が必ずいます。選手が図書館へ行って専門書を読んで、こんな薬が使えそうだ、などと考えるはずがありません。医者たちが『これは検査機関ではまだ知られていないから使ってみ

よう』と、選手に勧めているのです」（ウェルナー・フランケ）

新薬の開発も止まらない。二〇〇三年、アメリカで禁止薬物に登録のない新種の筋肉増強剤が発覚。有名選手を巻き込むスキャンダルへと発展した。

サンフランシスコの栄養補助食品会社が、独自に開発した「デザイナーステロイド」と呼ばれるドーピング専用の筋肉増強剤を、人気メジャーリーガーや陸上競技界のスターなど二〇人以上のトップアスリートに提供していたのだ。

そのうちの一人、女子陸上競技のマリオン・ジョーンズ選手は、「私は嘘をついてきた。皆さんを、国を、そして自分自身を裏切ってしまった」と二〇〇七年に告白、自身が二〇〇〇年のシドニーオリンピックで獲得した五つのメダルを返上した。

薬物に依存しないドーピングの是非

ドーピング技術は現在進行形で巧妙になっていく一方だ。現在の検査では尿、血液が対象だが、そうした検査では見つからない薬や、そもそも市場に出回ってないような物質にまで手がつけられている。そればかりか、基本的には薬品の投与によって行われてきたドーピングの概念を覆すような手法が発達してきている。

たとえば、ある種の不活性ガスを吸うことによって有酸素運動の持続能力を上げ、持久力を高めたり運動能力を向上させたりする手法だ。

あるいは、血液ドーピングという手の込んだ方法もある。競技の前に選手自身の血液を相当量抜き取って、冷凍保存しておく。採血すると体内の赤血球が減り、同時に赤血球に含まれているヘモグロビンが減る。ヘモグロビンには酸素を運搬する働きがあるので、選手はいったん持久力が低下するが、不足した赤血球はやがて体内で作られ、二〜三週間で元に戻る。保管しておいた自分の血液を競技の直前に血管に戻し入れると、ヘモグロビンの全体量が増えるため一時的に心肺能力が高まる、というわけだ。

これらの手法は、特に持久系のスポーツで行われる新しいドーピング形態として問題になっている。以前のように、ただ単に生化学的な手法で薬物を検査すれば見つかるようなものではなく、検出がきわめて困難だからだ。

血液ドーピングなどは一回の検査では見破ることが難しいので、競技の前から数回調べて、時間的な経過のなかでチェックしていくというような検査も行われ始めている。それでも判断には非常に難しいところがあるという。また、技術的な側面とは別に、最近では検査にかかる費用が莫大な額にのぼり、コストの面からも困難が増している。

新しいドーピング技術の開発と、それを摘発するための新しい検査法。ドーピングを巡る攻防は、まさに科学と科学の闘い、そして資金力の闘いでもあるのだ。

こうしたドーピングはたいていの場合、組織的に行われる。選手一人ひとりで実行できるレベルのものではなく、高度な知識を持つ医師やトレーナーが綿密に計画を立てる。スポーツに巨額の金が絡むようになり、選手の勝利によって大きな利益を得る者が生まれる構造が出来上がったことも、ドーピング巧妙化の背景にあると言われる。

さらに難しい問題も浮上し始めている。第2章でもふれた、ゲノム編集による遺伝子改変技術だ。

「最近はゲノム編集という技術が確立されてきているため、簡単に生命の遺伝子を改変することができるようになってきました。今はまだSF的な話ですが、たとえば人間でも、運動能力が向上する遺伝子がもしあれば、それをゲノム編集で強めるといったことも、理屈の上では不可能ではなくなってきているわけです。そうした遺伝子操作によって、親の世代が自分の子供の運動能力を上げるためにゲノム編集を行ったとしましょう。そんなこととは知らずに子供世代がアスリートとして優秀な成績を収めたとして、それは現在のドーピングという枠組みでは、問題にすることさえできないでしょう」（仲野徹）

もし、副作用や後遺症が一切残らないドーピング技術が登場した場合、どう考えれば良いのだろう。かつての東ドイツで行われたような重篤な健康被害をもたらすドーピングではなく、副作用なしに能力を上げられる時代が技術の発展によって訪れるとするならば、そもそもドーピングは何が問題となるのか。

「ドーピングというと、あくまでスポーツにおける公平性の問題であると狭く捉えられがちです。でも、もっと広い観点から捉えるなら、やはり人としての在り方や、人間同士の関係のなかで、自分たちだけが有利になるように何かを欺いたり誤魔化したりすることはいかがなものか、ということが本質なわけです。こうしたことは、観客の側もメダル争いに一喜一憂するばかりでなく、もっと社会的に共有されて、お互いに考えていくべき問題でしょう。そういう意味でのアンチ・ドーピングの活動を、我々は仕事として継続していかなければならないと強く感じています」（渡部厚一）

アンチ・ドーピング活動の行方は？

二〇一六年夏、ドイツで新たなドーピング犠牲者支援法が可決された。政府が「国家計画14・25」の被害者に対して、一人当たり一三〇万円、総額およそ一二億六〇〇〇万円を支払うことを発表したのである。

この法案は、ガイペルを中心としたドーピング犠牲者支援協会の働きかけによって実現した。彼女たちは現在、被害者が補償金を受け取るために必要な手続きをサポートする活動を続けている。

「ドーピングは今も繰り返し世界中で行われています。だから自分たちの経験を伝えて、なんとしても止めなければなりません。この活動を続けることと、残酷なドーピングの真実を世界に知ってもらいたいのです」

東ドイツの国家ドーピング計画を暴き、告発したウェルナー・フランケは今、世界中のドーピング問題に取り組んでいる。

「私は科学者として、闘う義務があると思っています。ドーピングを支持し、それをもたらす犯罪的な科学者たちと、生きている限り闘い続けるつもりです」

史上最悪のドーピング計画を指導したマンフレッド・ヒョップナーは、今もドイツのどこかに身を潜めている。その消息は杳として知れない。

古代ローマの剣闘士グラディエーターは、興奮剤によって闘争心を高めた。観客はその激しい戦いに酔いしれ、さらなる刺激を求めたという。科学が誘惑しているのは、はたして科学者と選手だけなのか。

「心と行動の科学」と言われる学問、心理学。
半世紀ほど前、人の行動は、個人の性格や考え方以上に、
その人が置かれた〝状況〟に
大きく左右されることを示した実験があった。
〝史上最悪の心理学実験〟と呼ばれ、その是非を巡って
今なお評価が分かれる「スタンフォード監獄実験」。
二〇〇四年に明るみに出た米軍のイラク人捕虜虐待事件に
示唆を与えたと主張する人もいる。
この心理学実験は、我々に何を突きつけているのか。

第5章

人が悪魔に変わる時 史上最悪の心理学実験

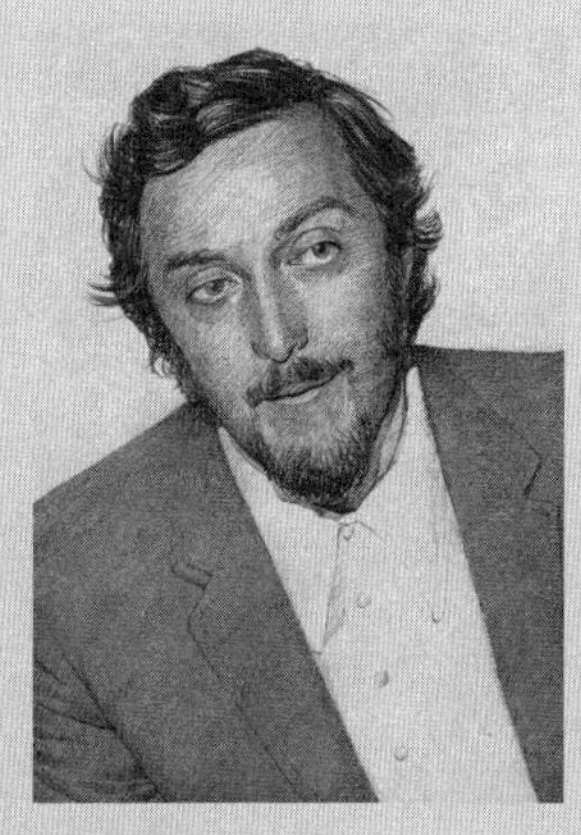

フィリップ・ジンバルドー
（社会心理学者）

事の発端――ある仮説の誕生

これまでの章で見てきたように、人間を対象にした科学のメスは、しばしば倫理や道徳を逸脱する事例を歴史に刻んできた。

そこには、一八世紀のジョン・ハンターの事績のように、過剰な科学的好奇心によってなされたものもあれば、二〇世紀の強大な国家権力やイデオロギーの下僕となって、生きた人間の肉体を弄んだオトマール・フォン・フェアシュアーやマンフレッド・ヒョップナーらの所業のように、本来の科学的精神をゆがめる明白な犯罪もあった。

締めくくりとなる本章で取り上げるのは、人間科学にとっての最後にして最大のフロンティアである「心」に関する、科学的探究の事例である。

フェアシュアーやヒョップナーは、はたして生まれつき常軌を逸した人間だったのだろうか。彼らは良識的な一般の人間とは違う、〝悪魔〟だったのだろうか。

今から四七年前、条件さえそろえばどんな人間でも残虐行為に走る可能性があることを、ある心理学の実験が示した。

一九七一年八月一四日は、穏やかな晴天の日曜日だった。

アメリカ・サンフランシスコの南東六〇キロに位置するスタンフォード大学。その周辺の住宅街に突然、パトカーのサイレンが鳴り響いた。警官が九軒の家々をまわり、次々に若者を逮捕していく。捕らえられた九人の若者たちはそれぞれパトカーに乗せられ、ある〝監獄〟へと連行された。

向かったのは、スタンフォード大学心理学部の地下室。

警察の協力のもと、本物の警官に連行された者たちは、本物の犯罪者同様に指紋を採られた。看守の前で全裸にされ、身につけることを許されたのは薄い布でできた囚人服のみ。それぞれ名前ではなく、識別番号で呼ばれる。実際の逮捕・勾留の完全な再現である。

看守役の学生はあらかじめ〝監獄〟に集められ、囚人役の到着を待ち受けていた。彼らは制服を着用し、マジックミラーのサングラスをかけ、警棒を手にしている。

これらはすべて、この心理学実験の一部である。実験は、突然の逮捕劇からすでに始まっている。被験者は「模擬監獄」という〝場〟に集められ、「看守役」と「囚人役」に振り分けられた。その後、彼らがそれぞれどう振る舞うかを観察するというのが実験の趣旨だ。実験を計画したのは、同大学の心理学教授で、当時三八歳だったフィリップ・ジンバルドー。のちに「スタンフォード監獄実験」と呼ばれるようになったこの研究は、初学者向けの社会心理学の教科書には必ずといってよいほど取り上げられている有名な実験である。ジンバルドーはいったいこれで何を実証しようとしていたのか。

アメリカ心理学史博物館館長で心理学実験の歴史に詳しいデイヴィッド・ベイカーは、次のように話す。

「ジンバルドーが関心を持ったのは、〝状況〟の力がその人の人格にどのような影響を及ぼすかでした。彼は、〝人間の行動は、それぞれの性格や気質ではなく、その人が置かれた状況によって決まる〟という仮説を立てていたのです」

当時、心理学の世界では「人間の行動はその人の性格や気質で決まる」とされていた。これに異を唱えたのが「状況論」である。「その人の置かれた場や、そこでの立場や役割、周囲の人々の言動といった〝状況〟が行動に大きな影響を及ぼす」という考え方だ。ジンバルドーは「スタンフォード監獄実験」によって、これを実証しようとしたのである。

そのために実際の警官に協力を求め、現実の刑務所に似せた施設を作り、被験者が身につけるものもそれらしいものにした。囚人役の被験者を名前ではなく番号で呼ぶことには、彼らから人間性（人格、アイデンティティ）を奪う効果がある。すべてが、〝状況〟を生み出すための仕掛けだった。

監獄という〝場〟、看守や囚人という〝役割〟、他の被験者の〝言動〟、こうしたさまざまな要素がこの実験における〝状況〟だ。そこに置かれた被験者たちが、その人本来の性格や気質とは違う言動をするようになれば〝状況〟の力が働いたことになる。

実験一日目。〝逮捕〟された囚人役の被験者は三人ずつ、「監房」と呼ばれる三つの部屋に振り分けられた。一方の看守役は、昼間（午前一〇時～午後六時）・夜間（午後六時～午前二時）・早朝（午前二時～一〇時）の三交代制で、三人ひと組で囚人役を監視する。囚人への肉体的な暴力は禁じられていたが、威嚇は認められた。看守役はジンバルドーから教えられたとおり、監獄のルールを囚人役に言い渡した。

「いついかなるときも、看守の命令すべてに従うこと」

「看守に話しかけるときは『刑務官殿』という呼称を使うこと」

他にも、トイレに行く場合は一列に並び足首に巻かれた鎖で互いにつながれ、頭には紙袋をかぶせられるなど、囚人役にとって屈辱的な決まりがあった。反抗的な態度をとる〝囚人〟は、懲罰として狭い独房に閉じ込められた。

ジンバルドーは実験後、被験者へのヒアリングを丹念に行い、その時々の感情を細かく記録している。その証言記録によれば、実験当初、看守役の被験者は自分たちの役割に戸惑いを感じていた。

「命令を出す役割は、非常に居心地の悪いものでした。同じ人間同士なのに、という気持ちが膨らむばかりでした」

囚人役の被験者のほうも笑い声をもらすなど、実験に対する照れくささを見せていた。そこにあるのは、ごく普通の若者の姿だった。

実はジンバルドーは、実験によって生じる変化をより明確にするため、被験者の選び方にある工夫を凝らしていた。被験者募集に応募してきたおよそ一〇〇名の学生に心理テストを行い、性格や気質の傾向がすべて標準的な二四人（控えの員数を含む）を抽出。無作為に二つのグループに分けた。看守役と囚人役、それぞれを比較すると、信頼性、節度、従順さなど、性格や気質に有意な差は見られなかった。

もともと同じような性格の被験者たちは、監獄という場においてそれぞれの役割を与えられた結果、どう変わっていったのか。実験中の被験者の様子は、隠しカメラや盗聴マイクで記録された。

ジンバルドーは、モニターを通して被験者の変化を観察し続けた。看守役の被験者は、特に指示されたわけでもないにもかかわらず、囚人役に対して次第に高圧的な態度をとるようになる。同じことを何度もやらせたり腕立て伏せを命令したりと、権力の行使をエスカレートさせていった。ジンバルドーの見立てどおり、〝状況〟が、早くも学生たちの意識を変え始めていた。

スラム育ちの心理学者

フィリップ・ジンバルドーは一九三三年、ニューヨークのサウスブロンクスで生まれた。アメリカが世界中を大恐慌に陥れた「暗黒の木曜日」の年から四年後のことだ。

当時のサウスブロンクスはニューヨークきってのスラム街であり、治安の悪さで知られていた。大恐慌後の経済的なダメージが、いっそう重く街にのしかかっていた。貧困、暴力、犯罪のただなかに人々の暮らしがあったと、ジンバルドーは言う。

「サウスブロンクスのスラム街で生まれ育ったことは、私の人生に大きな影響を及ぼしてきました。スラムで育つということは、子供に金を与えて盗みを働かせたり、ドラッグを売らせたり、女の子には体を売らせたりといった悪事を働く大人に囲まれて育つことを意味します。幼い頃から日常そのものが暴力や犯罪と隣り合わせである環境に馴染み、誘惑に負けて金のために悪事を重ねる。そんな友人もいました」

傷害や暴行、殺人が日常にありふれているような環境だった。仲の良かった気のいい友人が、鬱屈した気持ちに耐えかねて、生きたままの猫の皮を剥いだことがあったという。少年はその後、凶悪な犯罪者になった。

一方で、そうした環境にあっても悪事から距離を置き続ける子供もいた。金のために悪事を働くようになっていく子供と、そうしたことに染まらない子供。その分かれ目はどこにあるのか。

その違いを理解しようとして、気づいたことがあったという。誘惑に打ち勝つ子供にはたいてい強い母親がいて、愛されていたのだ。悪いことをしてはいけない、家族の恥になるようなことをしてはいけないと、いわば倫理的な指針を与えていた。つまり、悪事に走る子供とそうではない子供の違いは、家族の〝状況〟によって生まれるのではないか。ジンバルドーは、そう考えた。

こうして「状況が人を変える」ことを目の当たりにしながら育ったジンバルドーは、状況によって変わっていく人間の心理に興味を抱くようになる。その後、スラムから脱出するすべとして学問を選び、心理学の道に進んだ。

ところが当時の心理学では「人間の行動はその人の性格や気質で決まる」とされていた。「〝状況〟の力は軽んじられていました。状況や環境よりも遺伝に重点が置かれていて、遺伝は外見だけでなく行動も規定すると考えられていました。もともとの性格や気質、それだけで行動が決まると考えられていたのです。私が自分の育った〝状

況〟から学んだこととは正反対の考え方でした」（フィリップ・ジンバルドー）

しかし一九六三年、イェール大学の心理学者スタンレー・ミルグラムがある実験の結果を発表したことで、心理学の世界に新たな一石が投じられる。ミルグラムはブロンクスのジェームズ・モンロー高校でジンバルドーと机を並べて学んだ同級生でもあった。

今日一般に「権威への服従実験」として知られるこの心理学実験は、どこにでもいるごく普通の人たちが、強い権威性を感じさせる者からの命令に服従して、見知らぬ他人に強い電気ショックを与え続ける様子を捉えたものである。

この実験は、実際には〝芝居〟を演じている相手が、被験者（加害側）からは本当に苦しんでいると感じられるよう、巧妙に設計されていた。そのため、少なからぬ被験者が最初は良心の呵責に耐えかねて命令に背こうとするが、権威者から命令が繰り返され、何があっても責任を問われることはないと保証されると、徐々に相手への加害のレベルを引き上げていった。

実験は設定を細かく変えて繰り返し行われたが、結果は大きく変わることはなく、多くの被験者が権威に服従し、見知らぬ他人に危害を加えるようになったという。

「〝状況〟次第で、人間は誰でも残酷になり得る」。ミルグラムの実験は、大きな反響を呼んだ。

さらに一九六八年には、ウォルター・ミシェルという心理学者が著書『パーソナリティの理論〜状況主義的アプローチ』で、ジンバルドーの考え方と同様の新しい学説「状況論」を提唱する。

このとき、ジンバルドーは三五歳。心理学の分野で名門といわれるスタンフォード大学の教授となっていた若き心理学者は、ミルグラムの服従実験とミシェルの新たな学説に背中を押されるようにして、〝心理学的監獄〟を作るというアイデアを思いつく。

「それまでとはまったく異なる〝状況〟に置かれたとき、人は自分で思ってもいない行動を取るものだ」という自身の考えを実証するためである。それが、「スタンフォード監獄実験」だった。

エスカレートする暴力的な言動

実験二日目。囚人役が予想外の行動に出る。「監房一号室」の囚人たちが、看守への不満を募らせ、ドアの内側にベッドでバリケードを作ったのだ。看守が自由に入ってこられないようにしたのである。これに対し看守役は別の監房に押し入り、連帯責任だと言って、その部屋をあてがわれていた囚人たちのベッドを奪い取った。
巻き添えを食らった囚人たちと看守のやりとりが、実験映像に記録されている。
「やめろ、やめろ、やめろ！」（囚人役）
「手錠を持ってこい」（一人の看守役が別の看守役に）
「やめろよ！　ふざけるな！」（囚人役）
「壁に手をつけ！」（看守役）
「俺たちのベッドを奪うな！」（囚人役）
「頼むよ、俺たちのベッドだ！　ファック！」（同）
「やめろ、いい加減にしろ、ジンバルドー！」（同）
「この実験はどうかしてる！　いかれたシミュレーションだ、たかが模擬実験なのに！」（同）

実験三日目。看守役がさらに権力を行使し、横暴な振る舞いを連発するようになる。彼らがジンバルドーから義務づけられていた点呼は一日三回。ところが最初の取り決めにはなかった真夜中の点呼を、看守役の被験者が独自の判断で始めた。「全員起きろ！」の号令のもと、目をこすりながら集まった囚人役に対して「さっさと動け、外に出ろ、数を数えろ！」と罵声を浴びせる。仕方なく囚人役が順に数を数えると、今度は順番を逆にして数え直させるといったことも始めた。

看守役の被験者の証言記録をたどると、〝状況〟の力が彼らのふるまいを次第に支配していくさまが見てとれる。

「日が経つにつれ、看守の役割を積極的に果たすようになりました。深夜二時半に囚人を苦しめるのが楽しかったんです」

「囚人たちを家畜のように考え、この連中が何かやらかさないように注意していなければ、と思い続けていました」

看守役はさらに、囚人役に素手でトイレを掃除するよう命令したり、夜間のトイレの使用を禁じたりした。囚人はバケツで用を足すこととし、中身は朝までそのままにされたため、模擬監獄の中には耐え難い悪臭が立ち込めた。独房に閉じ込めた反抗的な囚人に対して、直接傷つけることはしない代わりに警棒でドアを激しく叩くなどの威嚇を繰り返した。

「看守役は囚人役に暴力を振るってはいけない、というルールがありました。彼らは、より残酷に、より非人道的に、自尊心を傷つけました。精神的虐待です」（デイヴィッド・ベイカー）

"状況"にのまれていく看守役と囚人役

実験四日目には大きな変化が現れた。囚人役の被験者の多くが、看守役のどんな言葉も無抵抗に受け入れるようになっていったのだ。実験映像に残された会話は、たとえば次のような内容である。

「お前は独りよがりのクソったれだ！　お前はただ、そういう奴なんだよ！」（看守役）

「刑務官殿のおっしゃるとおりです」（囚人役）

「五四八九、どう思う？」（看守役）

「彼は独りよがりのクソったれです、刑務官殿」（囚人役）

「聞いただろ？　友達はそう思ってるぞ。俺もそう思う。七二五八、どう思う？」

（看守役）

「彼は独りよがりのクソったれです、刑務官殿」（囚人役）

　囚人役はなぜ看守役の理不尽な言葉にも無抵抗になっていったのか。囚人役の被験者の証言記録に当たると、理由らしき言葉が見つかった。

「看守に反抗してみても何一つ変わらないと身に染みて感じました。実験が進むにつれ、みんな無抵抗になったのはそのためです」

　模擬であっても、監獄という〝状況〟が徐々に複数の看守役の被験者の言動を等しくゆがませ、さらに囚人役の被験者の心理にも大きく作用したということになる。

　社会心理学者の森津太子（もりつたこ）は〝状況〟の力の大きさについて、こんな例を引き合いに出して説明する。

「たとえば大勢の人が、横断歩道の脇で赤信号が変わるのを待っているとします。もし、信号が変わっていないのにもかかわらず他の人々が渡り始めたとしたら、自分はそれでも渡らずに待っていられるか。周りが全員渡っている状況下では、普段は信号を守る人でも、そこでただ一人じっと待っている自分のほうがおかしく思えて、一緒に渡ってしまうことでしょう」

無抵抗な囚人役を相手に、看守役の言動はますます嗜虐性を高め、侮辱の言葉が増えていく。

「お前らはここに、まともな市民としているわけじゃないんだ」

「うつぶせになって床とファックしろ」

「ソーセージを食いたくないのか？　ケツに突っ込んでやろうか？　そうしてほしいか？」

実験五日目には、看守が囚人を四つん這いにし、動物の性行為の真似を強要するまでに至った。

ジンバルドーは、記録した映像をもとに「命令する」、「攻撃性を示す」などと、被験者がとった行動を分析している。看守役による「侮辱の言葉」は、実験開始当初一時間当たり〇・三回。それが五日目には五・七回にまで激増した。のちに看守役の被験者は「本来の自分とは別人になっていた」と語った。

「実験中の僕は本当の僕じゃない、とみんなに向かって叫びたかった。囚人をいじめて楽しむサディストなんかじゃないんだと」（看守役の被験者の証言記録）

それにしても、周囲からの影響だけでここまで大きく人の言動が変わることがあるのだろうか。宇宙物理学者で、科学全般に造詣が深い総合研究大学院大学名誉教授の池内了（いけうちさとる）は、人間が社会的な生き物であるからこそ、〝状況〟が強い力を持つのだろうと言う。

「そもそも、人間には自分に与えられた役割を忠実に果たすという意識が潜在的にあるのでしょう。これは、人間が社会的に生きていく上で必要な意識でもありますね。もちろん模擬監獄は実験ですから、出発点ではみんな、こんなことになるとは思っていなかったのだと思います。でもこの実験は、一定の状況下でみんなが与えられた役割に忠実に振る舞うことによって、事態がどんどんエスカレートしていく場合がある、ということを如実に示しました。〝状況〟の力が大きくなって、もともと個々人に備わっている人格的な差異が表れにくくなったということかもしれません。ジンバルドー自身、一人ひとりの個性や気質が薄れていって、みんなが同じような行動に染まっていくことを示したかったのではないかとも思います。実際、こうした極端な状況に追い込まれて三日も四日もいれば、自分もそうなるかもしれないという怖さを感じますね」

アメリカ心理学史博物館館長のデイヴィッド・ベイカーが解説する。

「スタンフォード監獄実験は、〝状況〟の力が人間の行動にもたらす影響というものを明確に証明しました。一般に人は、どのような状況にあっても自分は自分で変わらないと信じたがるものです。しかしこの実験は、必ずしもそれは真実ではないことを示しました。看守たちは自分の役割を当然のことと思い込み、囚人たちに対して、より残酷で非人道的になっていきました。実験で特に興味深いのは、そこに極端な力の不均衡があったことでしょう。私たちの日常にも、あらゆるところに力の関係が見られます。会社では上司と部下、学校なら先生と生徒、家庭でも親と子。すべてが力の関係と言えますが、監獄実験では力の差が極端だった。看守には大きな支配力と権力があり、囚人にはほとんど権利がなかった。この研究結果が示したことは、ごく普通の人であっても他人を完全に支配できれば、たやすく悪魔になり得る危険性があるという事実です」

「普通の人」であったはずの被験者たちは、わずか数日でいともたやすく「悪魔」と

「子羊」へと変貌してしまったのである。

自分で作った監獄に自身が捕らわれる

わずか数日で変貌したのは、被験者だけではなかった。実験を指揮していたジンバルドー自身もまた、〝状況〟の影響を受けていたのだ。よもや自分が状況にのみ込まれていようとは、本人も気づいていなかった。

当初ジンバルドーは、少なくとも二週間ほど観察しないと変化が現れないだろうと考えていた。「実験を始めたときは、何が起こるかまったくわからず手探りの状態だった」と言う。したがって、囚人役は反抗的になり、看守役は囚人の自由を制限するだろうという程度の推測しかなかった。

ところが、実験二日目からジンバルドーは目を見張ることになる。囚人役の被験者の一人がストレス障害を発症し、早くも実験から脱落したのだ。あまりの急激な変化に、ジンバルドーは研究者としての好奇心を大いに刺激された。

「ごく普通で健康だからこそ選んだ大学生が、わずか三六時間でノイローゼ状態になるとは信じられませんでした。このあと囚人と看守の人間関係がどう変化していくかを見たくて、そのまま実験を続けました」(フィリップ・ジンバルドー)

実験三日目には、囚人役の被験者の家族や友人が面会に訪れることが決まっていた。実際の監獄と同じ〝状況〟を作るために、あえて面会の機会を設けたのだ。ところが、模擬監獄ではちょうど人間性に関わる行動の力学が働き始め、興味深い局面に差し掛かっていたところだった。

被験者の家族が実情を知れば実験が中止に追い込まれるかもしれないと考えたジンバルドーは、親たちに実験を邪魔されないように、ある工作を指示した。

廊下や監房内をきれいに掃除し、磨き上げること。ユーカリの香りがする消毒剤をくまなく散布すること。囚人に髭を剃らせ、身体を洗わせ、身だしなみを整えさせることなどである。これらの偽装工作を徹底した結果、面会者たちは安心し、中止を求める声は上がらなかった。

実験四日目には囚人役の一人が異常行動を示すようになった。二人目のストレス障害である。この学生は明らかにひどく苦しんでいた。しかし、二週間は続けなければ実験の意味がないと考えていたジンバルドーに、中止するという選択肢はなかった。その囚人役を〝釈放〟して代わりの囚人役を補充、そのまま実験は続けられた。

実験五日目の夜、一人の女性が模擬監獄を訪れた。クリスティーナ・マスラック。ジンバルドーの恋人である。スタンフォード大学の博士課程を終えたばかりで、夏休み明けにはカリフォルニア大学バークレー校心理学部の助教授になることが決まっていた。

研究の計画当初から、実験半ばの週末に、ジンバルドーや助手の大学院生そして被験者の大学生たちは、実験とは無関係の若い教授陣や大学院生からインタビューを受けることになっていた。そこで起こっていることについて先入観のない評価を下してもらうためである。クリスティーナもその一人だった。

彼女が模擬監獄を訪れたのは、ちょうど勤務シフトの「夜間」が終わる頃で、午前二時からの「早朝」シフトの看守役が着替えを済ませ準備を終えた時間だった。〝勤務開始〟を待っている看守役の学生のひとりと会話を楽しんだという。

「明るくて丁寧で愛想のいい、誰もが好青年と認めるような人物でした」（クリスティーナの証言記録）

看守役の学生と別れ、しばらくして「早朝」シフトが始まると、クリスティーナはジンバルドーの部屋に向かった。ジンバルドーはモニター越しに熱心に被験者の観察を続けていた。恋人の姿を認めたジンバルドーは、自分と同様に心理学を研究する彼女なら大いに興味を示してくれるはずだと、モニターに映し出される光景を見るよう促した。

モニターの向こう側ではおぞましい事態が進行していた。

看守役の被験者が囚人役の被験者を罵倒し、言葉の暴力によって精神的な虐待を実行している。そして、看守たちの中で最も陰険で嗜虐的な態度を取っていたのは、ついさっきまで一緒におしゃべりをしていた、あの好青年だった。

「私はすぐに目をそらしました。激しい寒気と吐き気に襲われました。囚人を怒鳴り、罵り、喧嘩を売るような乱暴な振る舞い。そのあまりの変わりように驚愕(きょうがく)しました」(クリスティーナの証言記録)

さらに彼女を驚かせたのが、嬉々として被験者の様子を見つめ続けるジンバルドーの姿だった。

「どうした？　わからないのか？　これが人間というものなんだ。いまだかつて誰も見たことのない光景が目の前に広がっているんだぞ！　心理学者の君が見ることさえできない？　そんな反応は信じられない！」

そう語る恋人の姿に、クリスティーナは一瞬、言葉を失った。

「私は震え上がりました。そのときの彼は、私が愛した彼ではありませんでした。まったく違う人格に取り憑かれていたのです」（クリスティーナの証言記録）

「ここにはいられない」。そう言って出ていった彼女を追いかけて、「実験の成り行きに感情的になるようでは、研究者として大成できない」と声を荒らげたジンバルドーに、クリスティーナは涙を流しながらこう反論したという。

「違う！　この実験は明らかに間違いよ。彼らは苦しんでいる。動物扱いされ、辱められているのよ！　あなたの責任だわ。彼らは囚人でも実験材料でもない！」

そのときのことを、ジンバルドーはこう振り返る。

「彼女はこう言いました。『自分で作った監獄に自分自身が捕らわれている。この実験があなたを怪物にしてしまった。そのことに気づいているのか』と」

それでも反論するジンバルドーに、彼女は最後通牒を突きつけたという。

「人が苦しんでいるのを見ても実験をやめないような人が本当のあなたなら、あなたとの恋愛関係を続けるべきか、私にはわからない」

自分の目の前にいるのは知らない人だと恋人から言われ、ジンバルドーはようやく目を覚ました。研究者としての仕事に追われながら、不覚にも自ら〝監獄長〟として振る舞うようになっていたことに気づかされたのである。監獄長であるからには、管理者としてできる限り監獄をうまく維持していかなければならない――そのように自分もまた〝状況〟にのみ込まれていたことを認め、ジンバルドーはついに実験の中止を決めた。

二週間を予定していた「監獄実験」は、わずか六日で打ち切られた。

恋人の批判を受けて中止の決定を下すまでの間、ジンバルドーは科学者としての探究心の前に、自制心を忘れていたのだろうか。社会心理学者の森津太子は、自制心を適切に発動させることの難しさについて次のように告白する。

「ジンバルドーはもともと、どちらかといえば囚人側の心理のほうに関心があったといいます。ところが実験をしてみると、囚人役だけではなく看守役のほうもどんどんその状況にのみ込まれていった。たぶん彼の予測にはなかったのでしょう。だからこそ、『興味深いことが起きている』と受け取った。しかも、当時まだ三〇代。研究に熱く燃えているときに目の前で面白いことが起きている。なかなか自分からやめることはできなかったのではないかと思います。しかも実験の責任者という立場にいると、微妙な心理が働く危険性があります。実験者と被験者は本来同じ立場のはずですが、実験者から見れば相手は実験を受ける側であって、言葉は悪いけれど、極端に言えば単にデータを得るための材料として見てしまう危険性がある。科学者といえども、持っている専門知識を別とすればただの人ですから、決して自制心が強いわけではない。もしジンバルドーと同じ立場に置かれたら、はたして自分でやめられるかどうか。難しいかもしれません」

池内了は、当時のジンバルドーの気持ちは理解できないものではないとして、科学者の探究心と自制心について次のように話す。

「ジンバルドーに限らず、科学者というのは、とことんやりたいと思うわけです。徹底的に実験結果を見極めて、自分の仮説を隅々まで完璧に証明したいと思うのが科学者の常。それによって誰かが悲しむかもしれない、苦しむかもしれないと少しでも想像すると、途中で実験をやめることになる。しかしそれでは、今まで続けてきた実験の意味が無に帰してしまう可能性も考えられる。科学者自身は、そういうジレンマに陥ることになります。もちろん程度の問題はありますが、自分の想定や仮説を証明したくて必死になっているときに、自制心を働かせて自ら実験を中止するというのはやさしいことではありません。そうしたときは他者の目が重要になります。科学の世界では、一歩引いた客観的な目が必要不可欠なんです」

実験に熱中しすぎるあまり〝状況〟にのみ込まれ、視野が狭くなっていたジンバルドー。だが、彼には幸いにも自制心を呼び覚ましてくれる恋人がいて、実験を中止することができた。ジンバルドーは恋人に救われたと言っても過言ではないのかもしれない。

あらためて、当時のことについてジンバルドー本人の言葉を聞いてみよう。

「私があのとき研究者としての役割しか担っていなければ、実験をもっと早く終わらせていたでしょう。なぜなら、私が明らかにしたかったことは、すでに充分証明されていたからです。力を行使できる社会的状況に人を置いたとき、その人は制服や物理的環境といった新たな状況にふさわしい振る舞いをするようになり、それが彼らにとっての現実となる。私が行った実験では、彼らは看守になり、また囚人になっていったのです。そして、それは四日目には証明されていました。しかし、そのときには私自身も研究者としての自分を見失い、〝監獄長〟になってしまっていました。そのことにクリスティーナが気づかせてくれたのです」

厳しい批判にさらされた実験

中止後に監獄実験の様子が伝えられると、被験者に過剰な苦痛を与えたことに対して、多くの批判が沸き上がった。新聞社がつけたニュースの見出しには、次のような文字が躍った。

「実験中止――残忍すぎる」（サンフランシスコ・エグザミナー）
「監獄実験、不道徳な成功」（サンフランシスコ・クロニクル）
「生徒を獣にした」（ワシントン・ポスト）

「恐るべき看守の心、狂気の刑務所」（ニューヨーク・タイムズ）
精神医学者のジョエル・E・ディムズデールも監獄実験を批判する一人だ。
「新聞に書かれている内容を読んで震え上がりました。大学がこの実験をなぜ許可したのか理解できませんでした。人体実験において被験者に精神的な苦痛を与えること。そんなことがそもそも許されるのでしょうか。あの実験は間違いなく倫理に反しています」
こうした批判を裏付けるように、実験終了後、被験者たちは心の傷を訴えている。
「監獄実験での体験について気持ちを整理することができず、あそこで何があったのか誰にも話すことができません」（囚人役の被験者の証言記録）
虐待を加えていた看守役にも心の傷が残った。
「疲労と嫌悪感に襲われて、ずっと憂うつです。囚人役の連中は人間じゃなかったんだと思い込むことで、自分の気持ちを楽にしています」（看守役の被験者の証言記録）
実験後、ジンバルドーは被験者へのアフターケアを充分に行ったと主張している。
被験者と面談し、実験でのつらい経験はあくまで「監獄」という異常な状況が引き起こしただけだと、繰り返し説明した。そして、被験者がとった行動は彼ら自身の気質に問題があったわけではないと伝えて、安心させようとしたのだと。

だが、精神療法士として監獄実験の被験者への影響について研究しているジェラルド・グレイは別の見方をしている。

「ジンバルドーは、PTSD（心的外傷後ストレス障害）を見落としています。ジンバルドーは実験後の面談で、そのとき抱えていた心の傷は取り除かれた、と考えていました。しかしPTSDはいつ発症するかわからないのです」

ジョエル・E・ディムズデールは、実験の手法について次のように釘を刺す。

「有用な実験だったとは思います。でも、それが倫理的な方法で行われたかどうかが問題なのです。今日では、このような実験は絶対にできません」

人間の行動はその人の性格や気質で決まるのではなく、その人の置かれた〝状況〟が行動に大きな影響を及ぼす――それを実証したジンバルドーの「監獄実験」は、同時にまた、心理学の実験そのものが抱える問題を浮き彫りにした。

それまで人体実験における被験者の権利保護は、肉体的な後遺症がわかりやすく現れる医学分野に限られていた。しかし「監獄実験」は、心理学の実験でも過剰な精神的苦痛を被験者に負わせる危険性があることを、図らずも実証することになった。

「私たちは、肉体を傷つけるのは問題だとわかっている。わかりやすいからです。他方、心の問題に関してはつい軽く扱いがちです。しかし肉体を傷つける場合と違って、別の性質の深刻な傷を負わせる可能性がある。その意味で、心理学の実験もまた〝人体実験〟の一種であるという認識に立った上で、努めて慎重に行うべきだと思います」（池内了）

監獄実験の翌年、アメリカ心理学会は「人間の参加者を伴う研究行為における倫理綱領」を定めた。そこには、こう記されている。「心理学者は研究参加者の尊厳と福祉を保ちながら調査を行う義務がある」。

では、ジンバルドーが行った実験と同じ過ちを繰り返さないためには、どのような注意が払われるべきなのか。

「この実験に参加した被験者たちは、事前に『いつやめてもいいですよ』と説明されていました。その気になれば、ジンバルドーがやめると言わなくても彼らは実験から降りられるはずなのに、そうはしなかった。囚人や看守になりきってしまって、自分からやめる人は多くはなかったのです。となると、単に被験者側にやめる自由を保障

するというだけでは不十分で、やはり実験者側にそれ相応の責任が必要なのだと思います」（森津太子）

しかし事はそれほど簡単ではないとも言う。どういうことか。

建前上、事前にある程度までは被験者に対して実験の内容や起こり得る事態について説明する義務がある。だが一方で、心理学実験の難しいところは、目的について伝えすぎてしまうと人間の自然な姿が見えなくなってしまう可能性がある、という点だ。森の説明を詳しく聞いてみよう。

「先ほどの信号の例（２０９〜２１０ページ）を実験として行う場合、集団のなかでの〝同調〟について調べることが目的になりますが、事前に被験者に対して『これから、人は他者の意見や行動にどの程度同調するかを調べます』と伝えてから実験を行うと、その結果は信用できないものになります。なぜなら、仮に同調が起きたとしても、人々が自然にその〝状況〟に合わせていったのか、あるいは事前の情報に影響されて意図的に実験の目的に沿った行動をとったのか、区別がつかないからです。同調が発生しなかった場合も同様です。ですから、社会心理学の実験では、人間の自然な行動を観察するために、被験者に偽りの目的を伝えることがあります。この場合なら、たとえば『信号を渡る速度を調べる実験です』などと説明して実験に参加してもらう。その上で実験がすべて終了したあとに『実は、こういう実験だったんです。理解していただけますか？』というように納得を得るということがあります。ですから、のちにＰＴＳＤを発症してしまうような予期せぬストレスを、被験者が実験中に経験してしまう可能性を完全には否定できない。心理学の実験には、常にそういう難しさがつきまといます」

〝監獄実験が利用された〟戦争犯罪

人々に衝撃を与えたジンバルドーの監獄実験は、その倫理性を厳しく問われ、類した実験は二度と行うことができなくなった。しかし恐怖の実験は思いもよらぬかたちで現実のものとなる。

二〇〇一年九月一一日、アメリカで同時多発テロが発生。ニューヨークの中心、マンハッタンにある世界貿易センターのツインタワーが崩壊する様子に、世界中が震撼した。

ジョージ・W・ブッシュ大統領は〝テロとの戦い〟を宣言。一〇月には、犯行グループとされたアルカイダの引き渡しに応じなかったタリバン政権のアフガニスタンに侵攻。さらに二〇〇三年には、大量破壊兵器を所有しているという疑惑（のちに大量破壊兵器は無かったことが判明）を根拠にイラクへ侵攻する。そのイラクで、「監獄実験」が現実となる事件が起きた。

二〇〇四年四月、バグダッド近郊のアブグレイブ刑務所。イラク人捕虜が収容されていたこの収容所で、米軍が非人道的な虐待を行っていたことが発覚する。

刑務所内で撮影された画像が、内部告発によって公表されたのだ。

首に犬用のリードをつけられた全裸の捕虜、性的なポーズを強要された捕虜、犬を使って威嚇されている捕虜。これらはどれも肉体的な苦痛ではなく、心理的苦痛を与える虐待である（のちに、明らかに肉体を傷つけられた捕虜の画像も多数あることがわかった）。

遡ることおよそ三〇年、看守役によって囚人役への精神的虐待が繰り広げられたスタンフォード大学の「模擬監獄」。アブグレイブ捕虜虐待事件の現場の状況は、この

「監獄実験」で設定された状況と極めて似ていた。戦地にある刑務所、イラク人捕虜とそれを監視し取り締まるアメリカ兵――これらがアブグレイブの〝状況〟だった。

事件発覚直後、米軍や政府関係者は「この虐待は組織的なものではない」と発表。虐待を行ったアメリカ兵たちは「腐ったリンゴ」であり、事件は一部のならず者の仕業であると主張した。これに対し、ジンバルドーは「それは違う。この兵士たちは良いリンゴだった。誰かが悪い樽の中に入れたのだ。出来の悪い樽を作ったのが誰なのかを見つけ出す必要がある」とコメント。システムが意図的に醜悪な状況を作り出し、良い兵士を腐敗させ悪行を行わせたと批判した。

拷問や虐待の影響を研究してきた精神療法士ジェラルド・グレイもまた、アブグレイブの虐待は「監獄実験」の結果と深いつながりがあるのではないかと指摘する。何しろあの実験では、看守役は他からの命令なしにあくまで〝自発的に〟虐待行為を行ったのだ。

「アメリカ軍はこの実験を利用して、看守が自発的に捕虜を虐待するよう仕向けたのです。アブグレイブの状況は監獄実験に酷似していました。軍は虐待が起こることをわかっていたのです。指示を出さなくても虐待は起こるのですから、軍の意図を示す記録は何も残りません。看守たちは監獄実験のことなど知りません。同じような状況に自分たちが置かれていたことを、わかっていなかったのです」

池内了も同様に、〝状況〟の力を無視し得ないと指摘する。

「状況さえ設定すれば、具体的に指示をしなくても人間がどういう行動をとるか、ある程度予想できる。しかもこの場合は戦争ですから、『奴らは敵だ、悪魔だ、悪の権化だ』と、いわば洗脳されている状況です。そうすると看守になった人間は、目の前の悪に対して戦う気持ちになる。当たり前のことです。そして、殺すわけにはいかないとなると、人間の尊厳を著しく傷つけるような状況に捕虜を追い込むわけです」

事件発覚から一か月後、アメリカ政府はアブグレイブ刑務所の廃止を表明。虐待行為に関与した七人の兵士は軍法会議にかけられ、有罪判決を受けた。

「軍にしてみれば『虐待を承認したことはない、精神的に問題のある一部の人間がやったことだ』と言うだけでいいのです。証拠が無いのですから。下級兵士だけが捕まり、処罰を受けることになる。アブグレイブで起こったことは、まさにそれです」

（ジェラルド・グレイ）

明るみに出た心理学者の戦争関与

ジンバルドーの実験は、もちろん、アブグレイブ刑務所での利用を企図して行ったものではない。だが、科学者が自ら積極的に軍事利用に関わっていくとなると話は変わってくる。それも、科学者個人の関与でなく、学界全体が関与したとなれば。

〝テロとの戦い〟が続くアメリカで、衝撃的な事件が起きた。

同時多発テロ以降、アメリカはテロ組織の情報収集に力を注いでいた。とりわけ重要視したのが、捕虜への尋問だ。そうしたなか、アメリカ心理学会は軍と深く結びついていく。

テロ事件から三か月後の二〇〇一年一二月、アメリカの情報機関であるＣＩＡ（中央情報局）は、効率的に情報を引き出す尋問方法の作成をアメリカ心理学会所属の心理学者に極秘に委嘱。依頼を受けた科学者は、それまでの研究成果を活用して「強化尋問技法」と呼ばれる、より効果的な尋問の技術を確立した。たとえば次のような方法である。

　全裸での拘束。

　一八〇時間に及ぶ睡眠の剝奪。

　小さな箱への二五〇時間以上の監禁。

　それまでの尋問で行われていた暴力や電気ショックと違い、肉体を傷つけることなく心理的に相手を追い詰め、衰弱させていく「心理学的拷問」だ。

　この技法はキューバのグアンタナモ米海軍基地にある収容所などで二〇〇二年から秘密裏に使われるようになった。グアンタナモの収容所は、四方を地雷原に囲まれ脱出不可能な収容施設として知られる。テロの被疑者などの政治犯が多く収容されており、しばしば残虐な拷問が行われていると国際的な人権団体から指摘を受けている、悪名高い収容所だ。

　二〇〇四年にアブグレイブ刑務所での捕虜虐待が発覚すると、グアンタナモで使われた「強化尋問技法」がイラクでも使われたのではないかという疑惑が生まれた。残酷で非人道的な尋問が行われたことへの批判が高まり、心理学者の関与が疑われたのである。

尋問への関与を否定する一方で、アメリカ心理学会は二〇〇五年、倫理に関する方針を変更する。「国家安全保障に関与する心理学者の活動は、〝安全で合法で倫理に適っていて有効〟(effective, safe, legal, and ethical) である」(「心理学の倫理と国家安全保障に関する特別委員会」報告書)。つまり、国の安全が脅かされたときには心理学者も尋問に加われる、それは法律的にも倫理的にも問題は無い、というのだ。

アブグレイブ捕虜虐待事件から一一年後の二〇一五年の春、ニューヨーク・タイムズ紙や非営利放送局デモクラシー・ナウ!が、驚くべき内容のメールをスクープした。アメリカ心理学会と、CIAや軍とのやりとりである。倫理に関する方針変更について情報を交換したメールは六〇〇通以上にのぼった。変更は、CIAや国防総省の意向を汲んだものだった。心理学会が組織的にCIAや軍と深く結びつき、主体的に尋問に関与していたことが白日のもとにさらされたのだ。

同年七月、アメリカ心理学会はようやく、「尋問への関与」と「その事実の隠蔽」を認め、謝罪した。学会の中枢を担ってきた幹部は辞任。国家安全保障に関わる尋問への関与を、改めて禁止した。

科学者と国家の関係は

科学と戦争は、歴史を通じて常に密接な関係を持ち続けてきた。

とりわけ、人類史上初の総力戦といわれる第一次世界大戦以降は、科学技術の粋を結集した兵器の威力こそが勝敗の決め手となると同時に、死傷者の数を格段に増大させることになった。

一九〇三年に世界で初めて人を乗せて空を舞った飛行機は、そのわずか十数年後には爆撃機となって人の頭上に爆弾を落とした。海戦では潜水艦が登場し、戦艦だけではなく客船や商船をも撃沈した。戦場には兵士を轢き殺して驀進（ばくしん）する戦車が投入され、開発されたばかりの毒ガスは一〇〇万人に及ぶ死傷者を出したと言われる。科学の力が、そのまま国家の力となった。

毒ガスを開発し、〝化学兵器の父〟と呼ばれたドイツの化学者フリッツ・ハーバーは「科学は、平和なときには人類へ貢献するが、戦時には国家へ貢献する」と言い切った。

物質的な兵器だけでなく、心理学もまた第一次世界大戦から、とりわけ兵士の精神面の管理などに関与し、第二次世界大戦ではさらに深く国家と結びつき、現代に至っている。

イラク戦争で非人道的な拷問に加担することになったアメリカ心理学会。「心と行動の科学」は、いったい誰のための「科学」なのか。

『科学者と戦争』という著書もある池内了は語る。

「私自身は、いかなる理由であれ、科学の知見を特定の政府とか軍事組織のために使うことは、拒否すべきだと思っています。『国のため』というのは、人々の幸福のためだという論理を使う人もいるかもしれません。しかしそれは、特定の国の特定の人々の幸福のためでしかありません。科学は普遍的なものです。科学者としては常に、世界の人々の幸福、世界の人々の平和のために科学を生かすべきだということを、肝に銘じておくべきだと考えます。ジンバルドーにしても、自らの知見を社会に生かすという意味では、監獄実験の結果をもとに、あらかじめ社会に対して警告を発することができたかもしれません」

一方で心理学は、戦争という極限状況下で利用されるだけではなく、私たちが気づかないところで日常に浸透しているものでもある。

「心理学は、こうした軍事的な問題だけではなく平時にもさまざまな局面で利活用されています。たとえば政治家の選挙キャンペーンや演説などで、どのように支持者の気持ちをつかめばよいか、といったような方法論にも利用される。社会心理学者が企業コンサルタントとして雇われてさまざまな意思決定に関与することもあります。もっと日常的な例を挙げれば、社会心理学に〝説得の研究〟と呼ばれる分野がありますが、これは広告などで消費者に商品を受け入れてもらうための効果的なアピールはどうあるべきか、といった研究などに繋がっていくのです」（森津太子）

事のよしあしは別として、私たちはそれを日常的にあまり意識することはない。しかし、ただ社会の空気に流されることには、時として意識的であるべきかもしれない。

「今、自分がどういう状況に置かれているか。そういう点に意識的であることは、非常に大事です。人間は独りでは生きられません。しかし社会のなかで生きている以上、当然、周囲からさまざまな状況の力を受けることになります。そのときに、単に無意識的に同調するのではなくて、社会の動きの背景にあるものに、少しでも意識的になることが大切ではないでしょうか」（池内了）

「スタンフォード監獄実験」から四七年。八四歳になったフィリップ・ジンバルドーは今、サンフランシスコ湾を望む高台の一等地で暮らしている。彼が行ったスタンフォード監獄実験は、被験者に多大な精神的苦痛を与えた史上最悪の心理学実験として歴史に刻まれている。しかし彼は、今でも胸を張ってこう語る。

「実験を行ったことを後悔していないかと問われれば、まったくしていないと答えます。確かに私は人に苦痛を与えることを許してしまった。その意味で実験は倫理的ではありませんでした。一方で、私は希有な実験を作り上げたのです。私の監獄実験はその後、心理学、社会科学および犯罪学に大きな影響を与えました。四五年以上経った現在でも、この研究は世界中の多くの国で、心理学のコースだけでなく、犯罪学の分野でも教えられています。あれほど実用的で価値のある実験は、後にも先にも存在しないのです」

＊

近代科学、特に生命科学の発展は、それまでヨーロッパの文明世界で神が創造したと信じられてきた人間の肉体と精神が、実際にはさまざまな〝偶然〟が積み重なった進化の産物であり、すべては細胞や遺伝子、神経伝達物質やホルモンなどの「物質」と「化学反応」で説明できることを明らかにしつつある。

それは、メアリー・シェリーが小説『フランケンシュタイン』に書いたように、やがて人類が生命の謎をすべて解き明かし、神にも似た創造主になれるかもしれない、という誘惑を生み出した。そして、ヴィクター・フランケンシュタインが制御不可能な怪物を生み出してしまった物語と同様、自省を欠いた科学の営みによって、大きな災いが幾度となくもたらされてきた。

加速度的に高度化し複雑化する「科学」を前に、私たちはそれを正しく制御していく知恵や倫理を持ち続けることができるだろうか。

フランケンシュタインの誘惑は、今もなお私たちを捉え続けている。

あとがきにかえて

科学の「原価値」と「社会的価値」

池内了

科学者の古典像

科学者が一番執念を持ってこだわることは、「自分の仕事が世界初であるか?」ということである。どんな事柄であれ、自分が世界で初めて発見する人間になるのだという強い意識を持ち、仮説を思い付き、理論的あるいは実験的にそれを実証し、世界最初に論文として発表することが研究者としての第一目標なのだ。これを首尾よく達成できると、すぐにその仕事に続く課題を考え始めており、再び同じようなプロセスを繰り返すのである。

このような研究行為のなかで科学者の頭を去来するのは考えている現象に対する自分が抱いたアイデアのみであり、あらゆる可能性を点検してそれを証明しようとする。その段階では、自分が有名になるとか、大金を稼ぐとか、国家に大きな寄与をするとかの現世的な欲望は眼中になく、自分の研究のことにしか関心がない。そして、もっぱら自分の研究のプラスの側面しか目に入らず、それがどのようなマイナスの効果を社会に及ぼすかは一切考えない。実現した暁での明るい未来しか想像しないのである。

このように科学者は楽天家であり、世間知らずで、単細胞的でもある。科学者は科学だけのことに集中し、それによって自分が描いた想像の世界が正しいと思い込み、可能な限り世俗的なことに関わりたくないのである。そのような科学者の古典的でステレオタイプの姿が映画やマンガによく登場する。度の強い眼鏡をかけ、髪の毛がもじゃもじゃで、服装には頓着せず年中白衣を着て、いつも頭を掻きむしって考え、他人の事には斟酌しない。自分の科学に自信満々で猪突猛進し、世間もそのような科学者を純粋だとして拍手を送ってきたのである。

科学の二面性

メアリー・シェリーが一八一八年に書いた『フランケンシュタイン』は、自己本位な科学者像に対して疑問を呈した最初の作品であった。科学を志した学生のフランケンシュタインが自分の興味のみから、人間の部品を集めて人造人間を造り上げたのだが、コントロールすることができず、さまざまな殺戮を行う醜悪な殺人者を世の中に送り込んでしまった、という筋立てであった。科学者が作り出すものは善ばかりではなく悪もあり、制御できなくなることもある、その点を警戒すべきとシェリーは警告したのである。科学者は結果を考えることなく独走しがちであることも。これが嚆矢となって、科学の二面性と科学者の独善性に関わる小説が多く書かれるようになった。

科学の二面性はいくつかの側面で指摘できる。科学が人間の生活を豊かで健康的なものにし、生産力の増強に大きな寄与をしたのだが、同時にひとたび事故が起これば多大な犠牲者を出し、回復不可能な害毒を人々に強要する。科学の利得と弊害である。あるいは、そのものずばりの「デュアルユース（軍民両用）」という言葉があるように、民生にも軍事にも使うことができる。ナイフはリンゴの皮を剝くのに便利な道具だが、人を刺し殺すのにも使えるのと同様である。インターネットやGPSを持ち出すまでもなく、今や、あらゆる科学の成果が民生・軍事の両面に使えることは常識になっている。

このことを敷衍すると、基礎科学と呼ばれる物理学も化学も生物学も、その基本的知見は自然の構造や運動の解明に繋がる普遍的法則なのだが、その応用の現場においては人を殺傷する武器の設計・製作に適用されることになる。学問そのものがデュアルユースなのである。「科学的真実は一つ、使い方は善悪二つ」と言えるのだ。

つまり、純粋な科学のみを取り出せば普遍的真理（これを科学の「原価値」と呼ぼう）の探究という人間の行為だが、それを利用する社会における使用形態（これを「社会的価値」と呼ぼう）を考えれば、人間にとって善にも悪にもなる。「社会的価値」は科学の「原価値」とは無関係に人間の都合で決められることが多いが、科学者も社会の一員であるからには無縁ではない。そうであれば当然、自分はどのような姿勢で科学に携わるべきかを考えねばならないのではないだろうか。実際、その使い方次第で地球や人類の未来に大きな影響を及ぼし得る科学者は、「社会的価値」について責任を負う立場にあると言えるだろう。

現代の科学

古典的科学者とは違って現在の科学者は、カジュアルで、気さくで、人当たりもよい。そして、研究費の獲得、学術賞の行方、産官学連携、知名度など現世的なことに多大な関心を持っている。現代の大学はもはや「象牙の塔」ではなくなり、教員の行動の自由度は大きくなっている。といっても大学に民主的な運営が広がったというわけでなく、競争原理が非常に厳しくなって、教員各々が生き残りをかけて勝手に動くようになったという方が正確だろう。大学にポストを得ると、競争的資金の応募に精を出し、首尾よく獲得できれば任期付きのポスドクを雇用したり、大学院生を動員してデータを出させ、ひたすら論文を書くことに余念がない。あるいは産学共同で特許の取れそうな実際的な研究に励んで、さらに研究資金を稼ぐことに熱中する。そのような日々なのである。

このような状況のなかで、現在の科学者にとって、科学の「原価値」とその「社会的価値」との関係はどのようになっているのだろうか。

科学の「原価値」は何ものにも影響されずに普遍的真理を求めることにあるが、競争原理がそれを歪めている可能性がある。世界初の仕事を追究しているつもりなのだが、論文を早く書かねばならないという圧力が科学の内容を薄めるよう作用する。

論文を次々出さねば競争に負けてしまうと恐れ、中途半端な結果でも発表することになるからだ。さらに「社会的価値」と深く関係する「役に立つ」という商業論理が強まっており、科学の「原価値」を脇に追いやる勢いである。役に立たなければ科学的な「原価値」も無意味、ということになりかねないのだ。つまり現在は、科学の「社会的価値」が科学の「原価値」を圧殺しかねない状況に追い込まれているのである。

これからの科学者はどうあるべきか

むろん、その第一は科学者の原点である科学の「原価値」を死守し、あくまで世界初の業績を狙うべきことは言うまでもない。「社会的価値」に毒されて、あるいは妥協して安直な科学に落ちぶれてはならない。

と同時に、科学の「社会的価値」の原点に立ち戻ることが求められる。科学の成果の使用形態の善悪について、科学的な判断を明確に下し、悪の要素を減らすべく努力することである。それこそが「原価値」を生み出した科学者の社会的責任ではないだろうか。あるいは、「原価値」から生まれたばかりの科学の使用について、生じうるさまざまな副作用を予想し、予防的な観点からの措置を提案することである。これこそ科学者でなくてはできない責務だろう。

そして、過去の科学者が犯した失敗、考え足らず、傲慢さ、無責任さなどを取り上げて、あるべき科学者像についての意見を述べることは、市民の義務であると思っている。

本書関連科学史年表

＊本年表はNHK出版編集部が作成したものです。
＊本書の内容（テーマ）に関連する主な近現代科学史上のトピックおよびそれらと関連する重要な社会的トピックなどを掲示してあります。
＊人名は原則として初出はフルネーム（姓と名前）、2回目以降は姓のみとし、本書各章でメインに取りあげた科学者は太字にしてあります。

1728 外科医・解剖学者の**ジョン・ハンター**、スコットランドのグラスゴー郊外に生まれる
1749 医師エドワード・ジェンナー、イギリスのグロスターシャーに生まれる
1770 ジェンナーが**ハンター**のもとで医学を学ぶべく、弟子となる
1793 **ハンター**死去（65歳）
1796 ジェンナーが天然痘の実験を行う
1798 ジェンナーが種痘法を発表
1804 日本の外科医、華岡青洲が、妻と母を被験者とした人体実験を経て作った麻酔薬「通仙散」を使い、記録に残るものとして世界初の全身麻酔下の乳がん摘出手術に成功
1808 ドイツの医学者ヨハン・クリスチャン・ライルによって、「精神医学」という言葉がつくられる
1809 アメリカの医師エフライム・マクドウェルが開腹手術で卵巣腫瘍の摘出に成功
1817 イギリスの外科医アストリー・クーパーが、動脈瘤の治療のため大動脈を結合する手術に成功
1820 クーパーが、イギリス国王ジョージ4世の頭にできた粉瘤腫（ふんりゅうしゅ。皮膚内部にできる良性の嚢胞）の除去手術に成功し、半年後に準男爵の爵位を得る
1829 イギリスの産科医ジェームズ・ブランデルが、ヒトからヒトへ輸血を行うための装置に関する情報を医学誌『ランセット』に発表
1846 アメリカの歯科医ウィリアム・モートンが吸入麻酔の公開実験に成功
1859 イギリスの自然科学者チャールズ・ダーウィンが『種の起源』を出版、進化論を提唱
1861 フランスの細菌学者ルイ・パスツールが生命の自然発生説（生物のなかには親の身体からではなく無生物から生まれるものがある、という従来の定説）を否定／フランスの外科医ピエール・ポール・ブローカが大脳の運動性言語中枢（ブローカ野）を発見し、大脳の機能局在を初めて証明

1865 オーストリアの植物学者グレゴール・ヨハン・メンデルが遺伝の法則を発表／アムステルダム運河水泳競技大会において、選手が覚せい剤を使用（近代のスポーツ競技会における初のドーピングとされる）
1867 ジョゼフ・リスターが医学誌『ランセット』に石炭酸（フェノール）による消毒法の論文を掲載
1881 ドイツの細菌学者ロベルト・コッホが細菌の純粋培養法を発表
1883 イギリスの人類学者で遺伝学者のフランシス・ゴールトンが「優生学」という言葉を作り出す
1884 オーストリアの眼科医カール・コラーが、コカインを用いた局所麻酔について発表
1886 フランスで行われた自転車レースで、選手がトリメチル系興奮剤の過剰摂取により死亡／医学者の北里柴三郎がベルリン大学のコッホ研究室で研究を開始
1888 アメリカの精神科医**ウォルター・フリーマン**の祖父で脳外科医のウィリアム・キーンが世界で初めて脳腫瘍の摘出手術に成功
1889 北里がドイツの医学者エミール・アドルフ・フォン・ベーリングとともに破傷風菌の純粋培養に成功
1890 北里が血清療法を発見し、ジフテリア毒素と破傷風毒素に対する抗血清を開発
1892 ドイツの衛生学者で化学者のマックス・フォン・ペッテンコーファーがコレラ菌自飲実験を行う
1894 北里が、感染症である腺ペストの病原菌を共同発見。同時期にスイス生まれの医師アレクサンドル・イェルサンもペスト菌を発見している
1895 **フリーマン**、アメリカのフィラデルフィアに生まれる／ドイツの物理学者ヴィルヘルム・レントゲンがX線を発見／化学者で実業家のアルフレッド・ノーベルが、ノーベル賞設立に関する遺言を書く
1896 人類遺伝学者**オトマール・フォン・フェアシュアー**、ドイツのゾルツに生まれる／ギリシャのアテネで近代オリンピック第1回大会開催
1900 オーストリアの医学者カール・ラントシュタイナーが血液型を発見
1901 第1回ノーベル賞授賞式が行われ、ヴィルヘルム・レントゲン（物理学賞）、ヤコブス・ヘンリクス・ファント・ホッフ（化学賞）、エミール・アドルフ・フォン・ベーリング（医学・生理学賞）がそれぞれ受賞／アメリカの石油王ジョン・ロックフェラーがニューヨークに「ロックフェラー医学研究センター」を設立
1902 ハンガリー生まれの外科医エメリッヒ・ウルマンが腎臓移植の実験を行ったと発表／フランスの外科医アレクシス・カレルが血管吻合（ふんごう）技術を開発

1903　キュリー夫妻、アンリ・ベクレルの3人がノーベル物理学賞受賞
1904　野口英世がこの年より、ロックフェラー医学研究センターで研究に従事
1905　ドイツの理論物理学者アルベルト・アインシュタインが特殊相対性理論を発表／ドイツのベルリンに世界最初の優生学会、人種衛生学協会が誕生
1907　アメリカのインディアナ州で世界初の「断種法」が成立／アメリカの動物学者ロス・ハリソンがカエルの神経細胞の培養に成功
1911　ウィーンで行われた競馬レースにおいて、レース後、競走馬に対してオーストリア競馬協会が薬物検査を行う（史上初のドーピング検査といわれる）／農芸化学者の鈴木梅太郎が、ぬかの中にある成分（のちに「オリザニン」と命名）が、抗脚気因子であると同時にヒトや動物の生存に不可欠な栄養素だと発表（のちの「ビタミン」）
1912　カレルが血管吻合と臓器移植への貢献により、ノーベル医学・生理学賞受賞。同年、培養実験によって「細胞は不死である」とする仮説を発表
1914　第一次世界大戦勃発
1915　ドイツの化学者フリッツ・ハーバーが毒ガス兵器を開発、西部戦線で使用される（史上初の毒ガス作戦）
1918　第一次世界大戦終結
1920　アメリカの心理学者ジョン・ワトソンが、生後11か月の幼児を被験者とした恐怖条件付けの実験について発表
1921　カナダの整形外科医フレデリック・バンティングらが、すい臓の抽出物を投与すると糖尿病の症状が消失することを発見、その物質を「インスリン」と名付ける
1922　バンティングがインスリンによる糖尿病治療に成功
1923　**フェアシュアー**が、テュービンゲン大学の付属病院に勤務
1924　**フリーマン**、アメリカ最大の精神病院セント・エリザベス病院の研究所長に抜擢される
1927　ドイツのベルリンにカイザー・ヴィルヘルム協会の人類学・人間遺伝学・優生学研究所設立
1928　イギリスの細菌学者アレクサンダー・フレミングが、世界初の抗生物質ペニシリンを発見
1929　ニューヨークのウォール街で株価が大暴落（世界大恐慌勃発）／ドイツの医師ヴェルナー・フォルスマンが自らの体を使って心臓カテーテル法の実験に成功
1931　ドイツの生化学者アドルフ・ブーテナントが、男性ホルモンのアンドロステロンを発見

1933　ドイツで「断種法」が制定／社会心理学者の**フィリップ・ジンバルドー**、ニューヨークのサウスブロンクスに生まれる／オーストリア生まれのアメリカの医師マンフレート・ザーケルが統合失調症の治療法として、インスリン・ショック療法を提唱
1934　医師**マンフレッド・ヒョップナー**、ドイツのヴァインベーラに生まれる
1935　ロンドンで開かれた国際神経学会にて、チンパンジーの脳の一部を切ると、凶暴性がおさまるという発表が行われる／ドイツで「血統保護法」、「帝国臣民法」、「婚姻健康法」が制定／**フェアシュアー**がフランクフルト大学に新設された遺伝病理学研究所の所長に就任
1936　ポルトガルの神経科医アントニオ・エガス・モニスが精神疾患を抱える患者20人の脳の一部を切ったと発表／**フリーマン**によって、激越型うつ病の患者に対して「ロボトミー」手術が行われる
1937　ドイツの医師ヨーゼフ・メンゲレが、フランクフルト大学において**フェアシュアー**のもとで助手として遺伝生物学と人種衛生学を研究
1938　イタリアの神経学者ウーゴ・ツェルレッティらが頭部に通電し、ショックを起こすことで精神疾患を治療するという電気ショック療法を開発
1939　第二次世界大戦勃発
1940　ナチスドイツがアウシュビッ ツ強制収容所を設置／日本において、断種を目的として「国民優生法」が成立（48年に「優生保護法」、96年に「母体保護法」に移行）
1941　第35代アメリカ大統領ジョン・F・ケネディの妹、ローズマリー・ケネディがロボトミーを受ける
1942　**フェアシュアー**が、カイザー・ヴィルヘルム協会の人類学・人間遺伝学・優生学研究所所長に就任
1943　メンゲレがアウシュビッツ強制収容所に配属、45年まで収容者への人体実験を繰り返した
1945　第二次世界大戦終結／翌年にかけて、ドイツの戦争犯罪を裁く国際軍事裁判「ニュルンベルク裁判」が行われる
1946　**フリーマン**がアイスピックを使用した改良型ロボトミーを考案／この年から48年にかけて、アメリカがグアテマラ政府の協力を得て、ペニシリン（1942年に実用化）の薬効確認のために人体実験（梅毒スピロヘータと淋菌の集団接種）を行う
1947　ナチスドイツ政権下で行われた人体実験を裁いた「医者裁判」の判決が下る。この判決文の一節が、医学的研究のための被験者の意思と自由を保護するガイドライン「ニュルンベルク綱領」として知られるようになる

1949 モニス、精神疾患を外科手術によって治療するという「精神外科」の功績が認められノーベル医学・生理学賞受賞
1950 精神科医の臺弘（うてなひろし）の指揮のもと、精神科医の廣瀬貞雄が、ロボトミー施術の際に約80人の患者から無断で生検用に脳組織を切除する人体実験を実施（通称「臺実験」）
1951 **フェアシュアー**がミュンスター大学の人類遺伝学研究所所長に就任／アメリカの生物学者ジョージ・ガイが、子宮頸がんの細胞をもとに、安定して増殖を繰り返す培養細胞株、ヒーラ細胞を確立
1952 **フェアシュアー**がドイツ人類学協会会長に就任
1953 アメリカの分子生物学者ジェームズ・ワトソンとイギリスの生物学者フランシス・クリックによりDNAの二重らせん構造が解明される／アメリカのCIA（中央情報局）により、洗脳実験「MKウルトラ計画」が開始、60年代末まで続く／アメリカのヘンリー・グスタフ・モレゾンがてんかん治療のため、海馬の一部などを切除する脳外科手術を受け、重度の記憶障害になる（以降、記憶のメカニズムの解明が進む）
1954 抗精神病薬クロルプロマジンがアメリカで認可／アメリカのジョゼフ・マレーらが世界初の生体腎移植に成功
1955 アメリカの重量挙げ選手団の専属医が筋肉増強剤を開発／日本において原子力基本法が成立／フランスの自転車レース「ツール・ド・フランス」において、アンフェタミンを使用したドーピングが発生
1957 アメリカの外科医ウィリアム・スコヴィルと神経科学者ブレンダ・ミルナーが、モレゾンの海馬を含む脳の一部の切除手術事例をもとに、海馬と記憶の関係について発表
1958 心臓外科医の阿久津哲造が人工心臓の動物実験に成功
1960 ローマオリンピックにおいて、デンマークの自転車競技選手がトレーナーから投与されたアンフェタミンによって競技中に死亡（オリンピック初のドーピングによる死亡事故）
1961 アメリカの解剖学者レオナルド・ヘイフリックが、「細胞は不死である」とするアレクシス・カレルの説を否定、細胞分裂の回数には限界があることを発表
1962 アメリカの作家ケン・キージーが小説『カッコーの巣の上で』で精神病院におけるロボトミーの実態を告発
1963 アメリカのエール大学の心理学者スタンレー・ミルグラムが「権威への服従実験」の結果を発表
1964 フィンランドのヘルシンキで開催された世界医師会において、人間を対象とする医学研究の倫理規範である「ヘルシンキ宣言」採択／東京オリンピック開催、東ドイツ出身の選手が金メダル３個を獲得／**ヒョップナー**、

東ドイツスポーツ医研究所に勤務／アメリカの放射線科医チャールズ・ドッターが、カテーテルを用いた血管内治療に成功

1967 南アフリカの心臓外科医クリスチャン・バーナードが世界初の心臓移植に成功／アメリカのカリフォルニア州バークレーにあるヘリック記念病院が、院内でロボトミー施術後に患者が死亡したことを受け、**フリーマン**の手術の許可取り消し

1968 **ヒョップナー**を指揮官に東ドイツスポーツ医研究所が極秘にドーピング実験／この年のオリンピック（冬季・夏季とも）から正式にドーピング検査が導入される／メキシコシティーオリンピックにおいて、東ドイツはこの大会で西ドイツを上回る９個の金メダルを獲得／**ジンバルドー**、アメリカのスタンフォード大学教授に就任／アメリカの心理学者ウォルター・ミシェルが「状況論」を提唱

1969 アメリカの宇宙船アポロ11号、史上初の月面着陸に成功／**フェアシュアー**死去（73歳）

1971 アメリカのスタンフォード大学教授、**ジンバルドー**が「スタンフォード監獄実験」を実施

1972 ミュンヘンオリンピック開催、東ドイツは20個の金メダルを獲得／ミュンヘンオリンピックの水泳400メートル自由形で１位となったアメリカの選手が、検査で薬物が検出され、金メダル剝奪（オリンピックにおいて、ドーピングを理由にメダルを剝奪された最初の事例）／アメリカ心理学会、「人間の参加者を伴う研究行為における倫理綱領」を定める／**フリーマン**死去（76歳）

1974 国際オリンピック委員会（IOC）がアナボリックステロイドを禁止薬物に指定／東ドイツ政府、薬物による競技エリート育成プロジェクト「国家計画14.25」を立ち上げる

1975 日本精神神経学会が精神外科を否定する決議を採択

1976 モントリオールオリンピックにおいて、東ドイツが40個の金メダルを獲得

1978 イギリスで、体外受精による世界初の「試験管ベビー」ルイーズ・ブラウン誕生

1979 東京都内で、過去にロボトミーを受けた人物が、執刀医である精神科医の家に押し入り、その母と妻を殺害（通称「ロボトミー殺人事件」）

1980 モスクワオリンピック開催、東ドイツは47個の金メダルを獲得／世界保健機関（WHO）、天然痘の撲滅を宣言／アメリカ精神医学会、『精神疾患の診断・統計マニュアル』第3版で、精神疾患の統一的診断基準を提示

1981 イギリスの科学者マーティン・エヴァンズらが胚性幹細胞（ES細胞）を樹立

1983 IOCが新しいドーピング検査を導入、それを受けて**ヒョップナー**は新たなマスキング方法を開発

1985 IOCが血液ドーピングの禁止を決議／**フェアシュアー**とカイザー・ヴィルヘルム協会の人類学・人間遺伝学・優生学研究所が、ナチスと直接的に結びついていたことが明らかになる

1987 石野良純らの研究グループが大腸菌のDNAに、特殊な繰り返し配列「CRISPR」（クリスパー）を発見

1988 スタノゾロール（アナボリックステロイドの一種）の検出法が確立／ソウルオリンピックの陸上男子100メートル競走の決勝でアメリカのベン・ジョンソンが世界新記録（当時）を樹立して優勝するも、スタノゾロールの使用によるドーピング陽性反応が出たことで金メダル剥奪

1989 ベルリンの壁、崩壊／アメリカの遺伝学者マリオ・カペッキらの研究グループによって、最初の「ノックアウトマウス」（特定遺伝子組み換えマウスの一種）が誕生／アメリカの病理学者ジャック・キボキアンが自作の自殺装置を開発して末期病患者の自殺幇助の活動を開始

1994 広島で行われたアジア競技大会において、中国選手団にドーピングが発覚。大量のメダルが剥奪

1996 イギリスのスコットランドで、世界初の哺乳類の体細胞クローンである雌の羊「ドリー」誕生

1998 キボキアンがALS（筋萎縮性側索硬化症）患者を自殺装置で死亡させた際の記録映像がアメリカのテレビ局CBSで公開され、議論を呼ぶ

1999 キボキアン、殺人罪で有罪判決

2000 ドイツのベルリン地方裁判所で旧東ドイツのドーピングを指導していた**ヒョップナー**ら科学者たちの刑事責任を問う裁判が行われ、「国家計画14.25」が明るみに出る／この年のシドニーオリンピックから、エリスロポエチンの使用を検出するために、従来の尿検査に加え、血液検査が実施される

2001 アメリカ同時多発テロ事件発生／CIAが、アメリカ心理学会所属の心理学者に、政治犯などへの効果的な尋問方法の作成を依頼／カイザー・ヴィルヘルム協会の後継機関マックス・プランク協会のフーベルト・マルクル会長がホロコーストの犠牲者に対し公式謝罪

2002 日本精神神経学会、「精神分裂病」の呼称を「統合失調症」と改める

2003 アメリカで新種の筋肉増強剤が発覚、有名選手を巻き込むスキャンダルへと発展

2004 イラクのアブグレイブ刑務所において、イラク人捕虜へ大規模な虐待が行われていたことが発覚し、アメリカ政府は同刑務所の廃止を表明／韓国の生物学者ファン・ウソクらが体細胞由来のヒトクローン胚からES細

胞を作製することに成功と発表するも、翌年に捏造だったことが判明

2005 マックス・プランク協会が『ナチス時代のカイザー・ヴィルヘルム協会』（全17巻）出版／第33回ユネスコ総会において、アンチ・ドーピング条約が採択

2006 山中伸弥ら京都大学の研究グループがマウスでiPS細胞の樹立に成功（ヒトでの成功は翌年）

2009 アメリカで、強迫性障害に限りガンマナイフ治療が認められる

2011 東日本大震災。東京電力福島第一原発事故発生

2012 フランスのエマニュエル・シャルパンティエ、アメリカのジェニファー・ダウドナらの研究グループがゲノム編集のツール「CRISPR-Cas9」（クリスパー・キャスナイン）を開発／アメリカの反ドーピング機関（USADA）の調査で自転車競技選手ランス・アームストロングのドーピングが発覚、それまで獲得したツール・ド・フランスのタイトルを剥奪されたほか、自転車競技から永久追放処分となる

2014 小保方晴子らがSTAP細胞についての論文２本を科学誌『ネイチャー』に発表。その後、実験に関与した理化学研究所がSTAP細胞の存在を否定、『ネイチャー』誌も７月に論文の取り下げを発表

2015 アメリカ心理学会のイラク戦争における「尋問への関与」が明らかにされ、心理学会は尋問への関与、その事実の隠蔽を認め、謝罪／中国の研究チームがヒト受精卵に対してゲノム編集を行ったと発表

2016 国際陸上競技連盟、ドーピング疑惑によりロシア陸上選手団のリオオリンピック出場を原則認めず／ドイツで新たなドーピング犠牲者支援法が可決

2017 IOC、組織的なドーピングの疑いにより、2018年のピョンチャンオリンピックにロシア選手団の参加を認めない方針を発表／中国科学院の研究チームが世界で初めて霊長類の体細胞クローン（カニクイザルの「チョンチョン」と「ホワホワ」の２匹）を誕生させることに成功

●「脳を切る　悪魔の手術ロボトミー」
（2017年2月23日放送）

出演：加藤忠史、平 孝臣
再現映像出演：スチュアート、アンドリュー、ヤナ、コルウィン
資料提供：Special Collections Research Center、Gelman Library
The George Washington University
The Drs.Nicholas and Dorothy Cummings Center for the History of Psychology
The University of Akron、Historic Films Archive, LLC、CriticalPast
フランス国立図書館、Wellcome images、ゲッティイメージズ
撮影：辻 智彦　照明：大久保礼司　音声：山根則行、鳥居拓也　映像技術：森泉洋平
イラスト：Tauchi Sakura　VFX：東海林 毅　編集：志和 海　音響効果：井田栄司
コーディネーター：早崎賢治　取材：大沼宏行　ディレクター：平川和宏、山田明子
プロデューサー：藤田功一
制作統括：北村卓三、西ヶ谷力哉、田野 稔

●「汚れた金メダル　国家ドーピング計画」
（2016年6月30日放送）

出演：仲野 徹、渡部厚一
再現映像出演：デービス、キャンディ、マーガレット
資料提供：読売新聞社、LSIメディエンス、DRA、ゲッティイメージズ、Shutterstock
撮影：満若勇咲　照明：大久保礼司　音声：山根則行、青木雅春　映像技術：森泉洋平
イラスト：Tauchi Sakura　VFX：東海林 毅　編集：久保田 渉　音響効果：井田栄司
リサーチャー：高田ゆみ子　コーディネーター：玉腰兼人　取材：吉田晃太
ディレクター：高梨龍宏、西村陸平　プロデューサー：岩井優介
制作統括：北村卓三、西ヶ谷力哉、田野 稔

●「人が悪魔に変わる時　史上最悪の心理学実験」
（2016年7月28日放送）

出演：池内 了、森 津太子
再現映像出演：ブレイク・クロフォード、ヴィクトリヤ・ラブロワ
資料提供：Stanford University Libraries、アメリカ心理学史博物館、ITNソース／ロイター、
Duke Downey、San Francisco Chronicle、Polaris
撮影：辻 智彦　照明：大久保礼司　音声：赤川 淳　映像技術：馬込壮志
イラスト：Tauchi Sakura　VFX：東海林 毅　編集：前嶌健治　音響効果：井田栄司
コーディネーター：秋本タミー　取材：山田明子　ディレクター：中村大介
プロデューサー：藤田功一
制作統括：北村卓三、松永真一、田野 稔

［放送記録］

NHK BSプレミアム
「フランケンシュタインの誘惑　科学史　闇の事件簿」

ナビゲーター、ナレーション：吉川晃司
声の出演：俳協
出演：武内陶子アナウンサー
制作：NHKエンタープライズ
制作・著作：NHK、グループ現代

●「切り裂きハンター　死のコレクション」（2016年8月25日放送）

出演：坂井建雄、仲野 徹
再現映像出演：ハーゲン、ロバート・ツェツシェ、パーカー、ケビン・バヒ、クリス・ダーバル
資料提供：Wellcome Library, London、Westminster Abbey、Look and Learn、小林理学研究所
撮影協力：Royal College of Surgeons、St. George's University of London
撮影：辻 智彦　照明：大久保礼司　音声：山根則行、小田 崇　映像技術：森泉洋平
イラスト：Tauchi Sakura　VFX：東海林 毅　編集：前嶌健治　音響効果：井田栄司
リサーチャー：伏見香名子　コーディネーター：速水花子
取材：飯塚亜倫　ディレクター：平川和宏、江藤孝治　プロデューサー：藤田功一
制作統括：北村卓三、西ヶ谷力哉、田野 稔

●「"いのち"の優劣　ナチス　知られざる科学者」（2017年1月26日放送）

出演：仲野 徹、松原洋一
再現映像出演：ケネス・ベクター、ピエール、ユーリ、シエラ、ケイラ
資料提供：Max-Planck-Gesellschaft、Archiv der Max-Planck-Gesellschaft Berlin Helmut von Verschuer、Hessisches Hauptstaatsarchiv
Geheimes Staatsarchiv Preussischer Kulturbesitz、Bundes Filmarchiv、Bundesarchiv Transit Film、ZDF、British Pathé、ITNソース／ITN News、米国立公文書館
撮影：大久保千津奈　照明：大久保礼司　音声：山根則行、指田高史　映像技術：森泉洋平
イラスト：Tauchi Sakura、岩井優介　VFX：東海林 毅　編集：前嶌健治　音響効果：井田栄司
コーディネーター：椎名知子　取材：鈴木一平　ディレクター：仲宗根千尋、久我桂介
プロデューサー：藤田功一
制作統括：北村卓三、松永真一、田野 稔

[番組出演者略歴]

池内了（いけうち・さとる）

1944年、兵庫県生まれ。宇宙物理学者。総合研究大学院大学名誉教授。研究テーマは宇宙の進化、銀河の形成と進化、星間物質の大局構造、科学・技術・社会論など。 著書に『科学の考え方・学び方』（岩波ジュニア新書）『科学者と戦争』（岩波新書）など。

加藤忠史（かとう・ただふみ）

1963年、東京都生まれ。精神科医。理化学研究所脳神経科学研究センター精神疾患動態研究チーム・チームリーダーを経て、2020年4月から順天堂大学大学院医学研究科精神・行動科学／医学部精神医学講座、主任教授。専門は双極性障害(双極症)の生物学的研究。著書に『双極性障害〔第2版〕～双極症Ⅰ型・Ⅱ型への対処と治療』（ちくま新書）など。

坂井建雄（さかい・たつお）

1953年、大阪府生まれ。解剖学者。専門は解剖学、細胞生物学、医学史。順天堂大学保健医療学部特任教授。著書に『からだの自然誌』（東京大学出版会）『人体観の歴史』（岩波書店）『標準解剖学』（医学書院）『図説 医学の歴史』（医学書院）など。

平孝臣（たいら・たかおみ）

1956年、兵庫県生まれ。脳外科医。元東京女子医科大学病院脳神経外科臨床教授。専門は機能的脳神経外科、難治性疼痛・痙縮・ジストニアなどの不随意運動の手術治療。著書に『そのふるえ・イップス 心因性ではありません』（法研）など。

仲野徹（なかの・とおる）

1957年、大阪府生まれ。病理学者、生命科学者。大阪大学名誉教授。専門は病理学、発生学、分子生物学。著書に『こわいもの知らずの病理学講義』（晶文社）『エピジェネティクス～新しい生命像をえがく』（岩波新書）など。

松原洋一（まつばら・よういち）

1953年、兵庫県生まれ。人類遺伝学者。国立成育医療研究センター研究所所長。東北大学名誉教授。専門は臨床遺伝学、小児科学。著書に『こどもの病気 遺伝について聞かれたら』(共著／診断と治療社) など。

森津太子（もり・つたこ）

1970年、岐阜県生まれ。社会心理学者。放送大学教授。専門は社会心理学、社会的認知。著書に『現代社会心理学特論』（放送大学教育振興会）など。

渡部厚一（わたなべ・こういち）

1966年、東京都生まれ。スポーツ内科医、スポーツ科学研究者。筑波大学体育系教授。専門はスポーツ医学、アンチ・ドーピング、呼吸器病学。

本書は、2018年3月にNHK出版より刊行された単行本『闇に魅入られた科学者たち　人体実験は何を生んだのか』を文庫化したものであり、掲載情報は単行本刊行時のものです。また、図版の一部を割愛しています。

章扉イラスト：赤尾真代
写真　P173　（左）Getty images、（右）ullstein bild/Getty Images

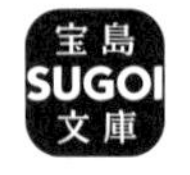

闇に魅入られた科学者たち
人体実験は何を生んだのか
（やみにみいられたかがくしゃたち じんたいじっけんはなにをうんだのか）

2023年9月20日　第1刷発行

著　者　NHK「フランケンシュタインの誘惑」制作班
発行人　蓮見清一
発行所　株式会社 宝島社
〒102-8388　東京都千代田区一番町25番地
電話：営業 03(3234)4621
編集 03(3239)0599
https://tkj.jp

印刷・製本　株式会社広済堂ネクスト

First published 2018 by NHK Publishing, Inc.
ISBN 978-4-299-04507-2